糖尿病与糖尿病前期

科学健身指导

梁　辰　高　璨　谢敏豪◎主编

人民体育出版社

图书在版编目（CIP）数据

糖尿病与糖尿病前期科学健身指导 / 梁辰，高璨，
谢敏豪主编. -- 北京 ： 人民体育出版社，2025 （2025. 7 重印）.
ISBN 978-7-5009-6537-4

Ⅰ. R587.105

中国国家版本馆 CIP 数据核字第 2024S18C50 号

糖尿病与糖尿病前期科学健身指导

梁辰　高璨　谢敏豪　主编
出版发行：人民体育出版社
印　　装：北京建宏印刷有限公司

开　本：710×1000　16开本　　印　张：8　　字　数：115千字
版　次：2025年1月第1版　　　印　次：2025年7月第2次印刷
书　号：ISBN 978-7-5009-6537-4
定　价：50.00元

联系电话：（010）67151482
社　　址：北京市东城区体育馆路 8 号（100061）
网　　址：https://books.sports.cn/

编写组

总 策 划： 张　霞

主　　编：

梁　辰　国家体育总局运动医学研究所
高　璨　国家体育总局运动医学研究所
谢敏豪　国家体育总局运动医学研究所

副 主 编：

李全意　国家体育总局运动医学研究所
孙明晓　北京怡德医院
严　翊　北京体育大学

编写人员：

张建红　国家体育总局运动医学研究所
李俊涛　国家体育总局运动医学研究所
陈　根　国家体育总局运动医学研究所
童　娟　国家体育总局运动医学研究所
蒋　蕾　北京怡德医院
任姗姗　北京医院
于冬妮　北京医院
程亚芬　浙江大学医学院附属第一医院
张雪琳　首都体育学院
梁　妍　首都体育学院
李鑫雨　首都体育学院
胡佩群　成都体育学院

编　　审：

马　云　国家体育总局运动医学研究所
厉彦虎　国家体育总局运动医学研究所

拍摄模特： 杨娜娜

前　言

糖尿病是一种常见的慢性代谢疾病，其发病率逐年上升，已经成为全球公共卫生的重要问题。糖尿病的特征是高血糖水平，主要由胰岛素分泌不足或胰岛素作用不良所致。糖尿病不仅影响人们的生活质量，还可能伴随多种合并症和并发症，如心血管疾病、肾病、视网膜病变及神经病变等。

糖尿病前期指血糖水平高于正常范围但尚未达到糖尿病诊断标准的状态。处于糖尿病前期的人群若不采取积极的干预措施，往往会在短期内发展为 2 型糖尿病。因此，早期识别与干预是预防和控制糖尿病的重要手段。

科学的健身指导在糖尿病管理和糖尿病前期干预中发挥着关键作用。适当地运动不仅可以帮助降低血糖水平，改善胰岛素敏感性，还有助于减重、改善心血管健康、调整心理状态及提高生活质量。然而，运动的方式、强度和时间必须根据个人的健康状况和能力进行科学规划，以确保安全和有效。

本书旨在为糖尿病及处于糖尿病前期的人群提供科学健身指导，包括运动类型、频率、强度、注意事项，以及饮食营养等方面的建议。希望通过本书的指导，帮助有关人群能够更好地管理自己的健康，降低糖尿病及其并发症的发生风险，实现健康生活。

目　录

CHAPTER 01

第一章 认识糖尿病和糖尿病前期

第一节　我有没有糖尿病?

中国是全球糖尿病人群人数最多的国家，糖尿病的发病率呈“爆炸式”增长，且以2型糖尿病为主。糖尿病前期是介于正常代谢状态和2型糖尿病之间的一种糖代谢的中间失调状态。在世界范围内，糖尿病前期的患病率，以及随后胰岛素抵抗和 β 细胞功能障碍的存在正在增加，这预示着未来2型糖尿病患者人数的增加。

一、医生所说的糖尿病前期、空腹血糖受损、糖耐量异常分别是什么呢?

（1）糖尿病前期：个体血糖明显升高，但是没有达到或超过糖尿病诊断切割点的阶段，其主要表现为空腹血糖受损（IFG）和糖耐量异常（IGT）。

（2）空腹血糖受损：是指在正常阶段过渡到糖尿病阶段，服糖后2小时血糖正常，即＜7.8mmol/L（＜140mg/dL）；而空腹血糖大于正常，但未达到糖尿病水平，即≥6.1 mmol/L（≥110mg/dL）但＜7.0mmol/L（＜126mg/dL）。

（3）糖耐量异常：是介于糖尿病与正常人之间的中间状态，是指口服一定量（75克无水或82.5克含水）葡萄糖后，血糖超过正常水平但未达到糖尿病诊断标准。

空腹血糖受损和糖耐量异常都是糖代谢异常，但因为种族、性别和年龄等的差异，两者的发病率不一致。与空腹血糖受损相比，糖耐量异常更适合作为预测心血管疾病发生的重要因素。空腹血糖升高和糖负荷血糖升高的原因，一般是肌肉胰岛素抵抗。

二、糖尿病前期一定会变成糖尿病吗？糖尿病前期的“可疑信号”有哪些？

糖尿病前期不一定会变成糖尿病。糖尿病前期人群处于正常人与患者的中间状态，当出现多饮、多尿、多食和不明原因的体重下降等典型症状时，建议去医院的内分泌科和糖尿病科进行检查诊断，测试是否出现空腹血糖受损和糖耐量异常，进一步明确自己目前的血糖状态。即使处于糖尿病前期（具体判断标准见前），也不必惊慌，只要改变自己之前不好的生活习惯，忌烟酒，少摄入高糖、高脂、高盐的食物，坚持运动，便有机会避免糖尿病前期进一步发展为糖尿病。

三、什么是糖尿病？

糖尿病即血液中葡萄糖的浓度过高。由于人体摄入的糖主要是靠胰腺分泌的胰岛素来消化的，所以如果胰岛素分泌不足或者机体组织对胰岛素的反应低下，那么你吃进去的糖就不能很好被代谢掉，从而积存在血液中。血液中葡萄糖的浓度过高且超过肾脏可回收的能力，就会导致血糖升高，这就是糖尿病。

四、糖尿病分为几类？它们分别有什么特点？

糖尿病包括四大类：1 型糖尿病、2 型糖尿病、妊娠糖尿病、特殊类型糖尿病。

（1）1 型糖尿病：常见于青少年儿童或有糖尿病家族史的人群。患者病史较短，多表现为多饮、多尿、多食及乏力消瘦等。有些 1 型糖尿病患者伴随酮症酸中毒（即胰岛素不足和升糖激素升高引起的脂肪和蛋白质代谢严重紊乱综合征，主要表现为高血酮、代谢性酸中毒等）。

（2）2 型糖尿病：常见于成年人或有糖尿病家族史的人群；易在肥胖、高热量饮食和体力活动不足的人群中发生，体重过高的人群需密切关注。患者在早期症状不明显，只有轻度口渴和乏力；严重者出现多饮、多尿、多食、消瘦和疲乏无力等症状。

（3）妊娠糖尿病：在妊娠期间发生。孕妇没有明显的多饮、多食、多尿和体重下降等症状。妊娠期间若发现胎儿过大、羊水过多，并且孕妇有糖尿病家族史等，则建议该孕妇在怀孕 24～28 周进行血糖测试；若孕妇符合高龄、肥胖、一级亲属有糖尿病等条件，且常出现口渴、疲乏无力、头晕、体重变轻和易感染等症状时，则需去医院进一步检查。

（4）特殊类型糖尿病：这一类型糖尿病常常病因明确，多由基因、遗传缺陷或某些疾病导致。

五、如何判断自己是否患有糖尿病?

在不确定自己是否患有糖尿病的时候，我们可以首先观察自身有没有出现多饮、多食、多尿和无原因的体重下降情况，其次两次测量空腹血糖≥ 7.0mmol/L 或者随机测量一次饭后 2 小时的血糖≥ 11.1mmol/L 的，建议大家去医院进一步检查，处于糖尿病前期的人群尤其需要注意。自我观察指标具体可以参照表 1–1。

表 1–1　自我观察指标

指标	静脉血浆血糖 / [mmol/L（mg/dL）]
糖尿病	
糖尿病症状（典型症状包括多饮、多尿、多食和不明原因的体重下降）	
空腹血糖	≥ 7.0（196）
75gOGTT（口服葡萄糖耐量试验）或 2hPG（餐后 2 小时血糖）	≥ 11.1（200）

续表

指标	静脉血浆血糖 / [mmol/L (mg/dL)]
糖耐量异常 空腹血糖 OGTT 或 2hPG	 $<$ 6.1（110） $\geqslant$ 7.8（140）但$<$ 11.1（200）
空腹血糖受损 空腹血糖 OGTT 或 2hPG	 $\geqslant$ 6.1（110）但$<$ 7.0（126） $<$ 7.8（140）

注：无糖尿病症状者，需另日重复检查明确诊断；空腹状态指至少 8 小时未进食热量；随机血糖指不考虑上次用餐时间，其不能用来诊断糖耐量异常和空腹血糖受损。

六、糖尿病患者有哪些常见的合并症和并发症？

糖尿病发生的同时还会有其他疾病发生，或引起另一种疾病或症状的发生，严重时容易导致死亡。

（一）合并症

糖尿病合并肥胖：如果长期过量饮食，摄取高热量食物，体重逐渐增加，最后导致肥胖。肥胖会造成胰岛素抵抗，并引起血糖升高。

糖尿病合并高血压：糖尿病患者患高血压概率比普通人高且患病高峰早于普通人，且高血压易进一步引发心肌梗死、末梢血管病等。

糖尿病合并心血管病：糖尿病患者比普通人更容易发生心血管病，包括心脏和大血管上的微血管病变、心肌病变、心脏自主神经病变，而心血管病是患者死亡的首要原因，尤其冠心病是主要的心血管病，死亡风险是普通人的 3～5 倍。

（二）并发症

（1）糖尿病肾病：为糖尿病常见并发症，主要是因为微血管病变，渐进性肾功能衰竭，患者出现水肿、蛋白尿，甚至因肾功能衰竭而死亡。糖尿病肾病患者早期尿微量白蛋白排出量大于200微克/分，可用放射免疫法检查。

（2）糖尿病视网膜病变：可损坏眼睛后面的非常微小的血管，导致视力衰退，甚至失明。

（3）糖尿病足：由于患者的血管硬化、斑块形成，肢端神经损伤，血管容易闭塞，而足离心脏最远，闭塞最为严重，易引发水肿、发黑、腐烂、坏死，所以形成坏疽。坏疽主要分为湿性坏疽（最常见）、干性坏疽和混合型坏疽。

第二节　糖尿病和糖尿病前期常见问题释疑

一、吃糖多易患糖尿病？

不会。首先，普通人所说的“糖”是单糖或双糖（甜食），而医学中的“糖”为多糖（淀粉类：面条和米饭等）、双糖和单糖，因此不能把吃甜食和患糖尿病等同，如果是正常饮食（多糖），患病率反而很低，应避免饮食过于精细和吃太多的甜食。其次，得糖尿病的根本原因是不能有效地运用糖分。人体内唯一能降血糖的生物活性物质是胰岛素，如1型糖尿病的病因是胰岛β细胞损坏导致胰岛素分泌不足，是先天基因缺失；2型糖尿病的主要病因是基因、肥胖和缺乏运动等。因此，吃糖不是患糖尿病的单一病因。

二、父母患上了糖尿病，子女一定会得病吗？

即使父母有糖尿病，只要子女保持好的生活习惯，也可能不得糖尿病。现代医学认为，糖尿病尤其是2型糖尿病，无论一级亲属（兄弟、姐妹、父母）多大年龄患有糖尿病，他本人的患病风险都至少增大2～3倍。如果父母都得病，则患病率比普通人大5～6倍；如果其中一方得病，子孙患病率达到

40%，母亲遗传概率大于父亲。但遗传因素只能决定疾病的易感性，环境因素（饮食、运动、肥胖等）更为重要。实验表明，1 型糖尿病具有家族聚集性，其饮食、生活习惯与运动时间都比较相似，往往一家多人有糖尿病，但遗传概率小于 2 型糖尿病，因此关键是保持健康的生活习惯，控制体重。

三、谁更容易得糖尿病？

肥胖的人更易得糖尿病。如何界定胖与瘦呢？我们可以运用身体质量指数（BMI）来衡量人体的胖瘦程度。BMI = 体重（kg）/ 身高 ^{2}（m^2），数值在 18.5～23.9 为正常范围，大于 28 则为肥胖。例如，一个人的身高为 170 厘米，体重为 55 千克，那么他的 BMI=55/（1.7^2）≈ 19.03，则此人为正常体重。糖尿病的致病因素包括遗传、年龄（老年人尤为明显）、肥胖（尤其是 2 型糖尿病）、高血压、吸烟（加快血管、神经病变）等。研究发现，女性比男性更易得糖尿病，原因多是女性体力活动相对较少（下身腰围 / 臀围，男性＞ 0.9，女性＞ 0.85 易得糖尿病），绝经后雌激素减少易造成胰岛素抵抗等；而男性则多因不良生活习惯（吸烟、喝酒等）、压力大而致内分泌失调等。

四、不同类型的糖尿病该如何治疗？（1 型、2 型糖尿病的治疗原则）

1 型糖尿病治疗原则：一是要减轻胰腺负担，坚持低糖饮食，并节制饮食，症状严重则应结合降糖药物，如双胍类、磺脲类；二是在控制好血糖后，运用有效方法积极恢复胰腺功能；三是保护胰岛，避免精神压力过大和过度劳累。

2 型糖尿病治疗原则：一是控制饮食，减少主食的摄入，合理饮食；二是适当运动，减轻体重，避免肥胖，具体运动时间和方式可以咨询医生，量力而行；三是血糖监测，及时控制病情；四是药物治疗，服用降糖药和注射胰岛素；五是糖尿病教育，了解自我病情，积极治疗。

五、如何正确注射胰岛素？

胰岛素无法口服起效，应该将其注射到患者体内。控制餐后血糖，应选择腹部注射；控制空腹血糖，应选择大腿、臀部、上臂吸收较慢的地方，防止发生低血糖（图 1–1）。

（1）注射前洗手；

（2）核对胰岛素类型和剂量；

（3）安装胰岛素笔芯；

（4）胰岛素充分混匀；

（5）安装注射笔针头；

（6）检查和消毒注射部位；

（7）依据针头长度决定进针角度，绝大多数垂直进针；

（8）注射完成后，针头留置 10 秒后再拔出；

（9）将针头扔在合适位置。

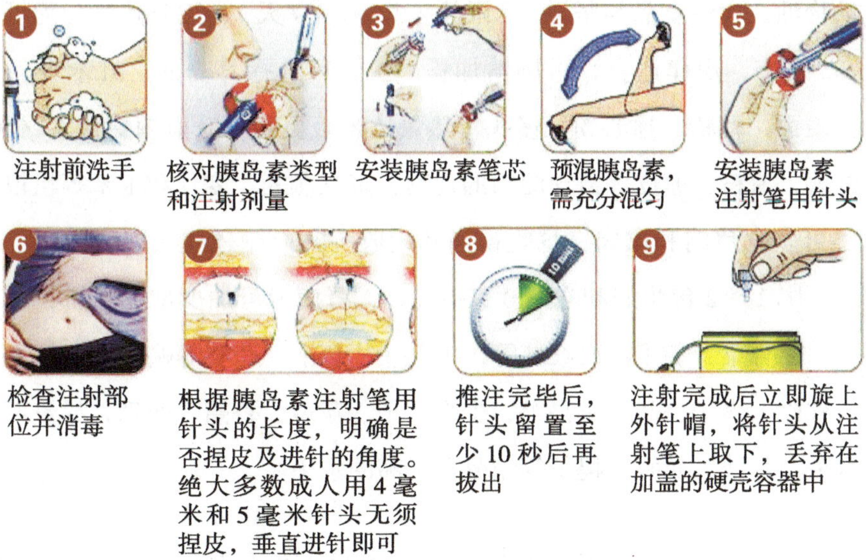

1 注射前洗手

2 核对胰岛素类型和注射剂量

3 安装胰岛素笔芯

4 预混胰岛素，需充分混匀

5 安装胰岛素注射笔用针头

6 检查注射部位并消毒

7 根据胰岛素注射笔用针头的长度，明确是否捏皮及进针的角度。绝大多数成人用 4 毫米和 5 毫米针头无须捏皮，垂直进针即可

8 推注完毕后，针头留置至少 10 秒后再拔出

9 注射完成后立即旋上外针帽，将针头从注射笔上取下，丢弃在加盖的硬壳容器中

图 1–1　胰岛素的正确使用

六、如何在日常生活中控制血糖？

糖尿病患者要谨遵医嘱，正确运用药物，随时监控血糖（分别在三餐前、三餐后两小时、睡前和晨起）。此外，生活上的自我管理也至关重要。保持良好的心态，戒烟酒，少量多餐，多吃粗粮，多吃水果蔬菜，少油少盐，有效控制血糖；避免久坐，餐后 40 分钟开始运动，40～50 分钟 / 天，为确保血糖检测的准确性和有效性，在测空腹和餐后两小时血糖前不建议运动；保持正常体重，前面所提的 BMI 指数保持在 18.5～23.9 的正常范围；常备糖，防止突发的低血糖，避免意外发生。

七、糖尿病和糖尿病前期应该吃什么？怎么吃？

日常生活中，我们应该吃升糖指数（衡量一种食物升高血糖的速度和能力）较低的食物。饮食原则是能原始就不加工，能粗糙就不精细，提倡少量多餐。饮食要求限油及油制品（烹调油 2～3 汤勺，18～27 克；尽量吃植物油，少吃动物油、含油食品与坚果）；限盐（3～6 克 / 天）；三餐热量分配可定为 1/5、2/5、2/5，规律进食，可酌情加餐，主食可选择荞麦面、红米饭、黑米粥、全麦面、藕粉、通心粉、馒头（热量比米饭更高，升血糖更快），少吃土豆、红薯、凉粉、凉皮等富含淀粉的食物，多吃燕麦、麦片和玉米等粗粮；蛋白质类可多吃鱼肉和禽肉，少吃畜肉和内脏（升血糖较快），每天可吃 1～2 个鸡蛋、喝 1～2 包牛奶和吃 100 克瘦肉，无肾病者可加少量豆制品；蔬菜可多吃黄瓜、青菜、茄子、西红柿等，山药、胡萝卜、蒜薹等略含糖分；水果多吃桃、柠檬、李子、梨、苹果等，少吃椰子、菠萝、香蕉、西瓜，尽量不吃大枣、甘蔗、荔枝、龙眼、提子等糖分含量高的水果。

在北京卫视《我的歌声里》，潘长江讲述自己 5 岁时得了消渴症，即糖尿病。潘长江表示，得这种病的人会时常感觉口渴，需要不停喝水及上厕所，当时并没有什么特效药可以治疗这种病，只能靠自己克制想喝水的欲望。但他自己很乐观，回家后，开始练武术、翻跟头，通过吃药和运动，至今身体十分健朗，建议大家进行散步、慢跑、踢毽子和水中慢步走。

八、怎样运动对糖尿病或糖尿病前期最有效果?

不同类型糖尿病和不同人群的个人健康状况不一致，因此要先明确自己的糖尿病类型和所处阶段，再选择适宜的运动，如可以提高平衡性、柔韧性的太极、柔力球、跑步、游泳、快走等有氧运动。此外，还可以根据自身身体状况，适当增加抗阻运动、高强度间歇训练等。对于1型糖尿病人群，建议进行适当运动，且不同时间和类型对血糖的影响不一样，活动前后应补充碳水化合物。对于2型糖尿病人群，则建议每周进行150分钟较大强度的有氧运动，每日步数不少于5000步，尽量超过7500步。老年2型糖尿病，快走是非常建议的运动方式，每周应运动3天及以上（5天或更多），每周进行中等强度的有氧运动150分钟，严重者不要负重练习。妊娠糖尿病人群建议每天进行20～30分钟中等强度的运动，但为避免低血糖、心血管疾病等发生，运动前后要监测血糖。肥胖型糖尿病人群建议进行低强度有氧运动，运动项目为健身走或慢跑，每周3～4次，每次10～15分钟，通常3～6个月后可调整时间与强度。

对于糖尿病前期的人群，减轻体重很重要，适当进行运动可延缓其发展为糖尿病的进程。推荐每周至少5天，每天30分钟低强度运动；或者每周至少3天，如快走、慢跑、打门球、练太极拳或太极剑、骑自行车、登楼梯、爬山坡等每天20分钟中高强度运动。

第三节　如何对糖尿病与糖尿病前期进行有效干预？

一、糖尿病人群的治疗原则——五驾马车

我国学者提出了糖尿病“五驾马车”的治疗原则，驾驭好这“五驾马车”，就能有效地控制糖尿病，避免急性或慢性并发症的发生和发展。

（一）教育与心理治疗

糖尿病人群要真正懂得糖尿病，知道如何对待和处理糖尿病。积极和医生沟通，主动了解相关知识，调整生活环境及心理状态，理解和认识体质量管理、肥胖及其危害，从而做出行为改变，包括自我监控、控制进食、应对诱惑、认知重建和放松技巧等。通过接受健康教育，提高对肥胖加重疾病危险性的认识。

（二）科学饮食

糖尿病人群需科学饮食，为糖尿病的其他治疗手段奠定基础。科学饮食要点有以下 5 个方面。第一，选食含胆固醇低的优质蛋白食物，如奶类、蛋类、鱼、瘦肉、豆制品等，而动物肝脏及其他内脏应限制食用。第二，米、面、薯类、粉条等含淀粉高的食物在总热能不提高的情况下可任意选食，对轻糖尿病前期人群，原则上固定每日三餐，主食在 250～390 克，忌食巧克力、蜂蜜、蜜饯、糖浆、水果糖、甜糕点等食品。第三，增加膳食纤维摄入，除粗粮及含纤维高的蔬菜、水果外，还可摄入豆胶、果胶、麦麸、魔芋等食品。第四，保证摄入新鲜的蔬菜、水果，但对含糖量较高的蔬菜及水果应加以限制，如鲜枣、柿饼、红芋头、鲜黄花菜等。第五，糖尿病人群摄

入食物应严格限量，在食用规定食物后仍觉饥饿时，可喝去油的肉汤（冷却后把汤上面凝结的油皮去掉，然后再烧、再冷却、去油皮）或吃水煮的蔬菜（用含糖量在3%以下的蔬菜，如芹菜、西葫芦、冬瓜、油菜、白菜、菠菜、莴笋、韭菜、黄瓜、萝卜、番茄等，经炖煮后沥去汤汁，然后加水再煮，可有饱腹感，但热量很低）。

（三）运动治疗

糖尿病人群需长期坚持适量的体育锻炼，进行自我健康管理，以有效控制血糖水平。运动疗法包括3个步骤：一是准备活动，进行5～10分钟的轻微运动，如步行；二是进行运动，通常为低、中等强度的有氧运动，包括步行、慢跑、游泳、跳绳等；三是运动后的放松活动，可通过5～10分钟的慢走、自我按摩等方式，促进血液回流，防止突然停止运动造成的肢体淤血、回心血量减少、昏厥或心律失常。

能获得较好运动效果，又确保安全的心率称为靶心率，即运动试验中最高心率的70%～80%。一般运动中心率等于170－年龄。

运动时间及频率：可自10分钟开始，逐步延长至30～40分钟，其中可穿插必要的间歇时间，但达到靶心率的累计时间一般以20～30分钟为宜。运动时间和运动强度共同决定运动量，两者可协调配合。每周锻炼3～4次最适宜。若运动间歇超过3～4天，则效果及累积作用将减弱。

（四）药物治疗

当单纯饮食治疗不能使血糖维持在正常水平时，应适当选用口服降糖药或注射胰岛素，并根据临床需要，服用降压、调脂、降黏及其他药物，使患者维持正常的状态。

（五）糖尿病自我监测

驾驭好这“五驾马车”，就能较好地控制糖尿病，避免急性或慢性的并发症发生。配合血糖监测工具加强糖尿病人群对血糖的监控，不仅可以帮助其安全实施生活方式干预，而且能帮助其了解生活方式改变对血糖水平的影响。由护士或健康管理师制订血糖监测计划，有条件的糖尿病人群可以使用智能硬件，如具有远程血糖仪传输功能的智能血糖仪、连续葡萄糖监测设备（CGM），以便团队远程评估，实时指导。糖尿病人群定期监测血、尿各项指标，并进行心电图、眼底检查，有利于及时了解病情，并指导治疗。

二、患了糖尿病后，能否根治？

1 型糖尿病几乎没有治愈的可能性，基本上终身要靠胰岛素来调节；2 型糖尿病相对容易控制，若干预得当，可以进入通过食疗控制的阶段。遗憾的是，到目前为止，糖尿病还没有根治的办法。也就是说，人一旦得了糖尿病，就没有治愈的可能了。但有些糖尿病患者的病情很轻，经过一段时间的正规治疗，特别是通过适宜的饮食控制，血糖可以降至正常，甚至不用药也可维持血糖在正常范围，但这并不意味着糖尿病已被治愈，如果放松治疗，糖尿病的症状就会卷土重来。所以，糖尿病人群要做好打持久战的思想准备，长期坚持饮食治疗、运动治疗和糖尿病监测，必要时采用药物治疗，使血糖始终控制在稳定水平，这样就可以使患者享有与普通人一样的高质量生活和基本等同的寿命。

三、什么样的糖尿病人群要用胰岛素治疗？有什么副作用？

1 型糖尿病（胰岛素绝对不足）及经过生活方式调整不能控制高血糖的妊娠糖尿病患者需要使用胰岛素。

2 型糖尿病发生下列情况要考虑使用胰岛素治疗：非酮症高渗性昏迷、乳酸性酸中毒、酮症酸中毒或反复出现酮症；严重的糖尿病性视网膜病变；中重度糖尿病肾病，中重度糖尿病神经病变；合并严重感染、创伤、大手术、急性心肌梗死及脑血管意外等应急情况；肝、肾功能不全；妊娠期及哺乳期；患者同时患有需要糖皮质激素治疗的疾病；新诊断的与 1 型糖尿病鉴别困难，且身体消瘦的糖尿病患者；在糖尿病病程中出现无明显诱因的体重下降；在生活方式和口服降糖药联合治疗的基础上仍未达标者；经过两种以上的口服降糖药治疗后糖化血红蛋白大于 7% 者。

副作用：疼痛、低血糖、脂肪垫、胰岛素抗体、体重增加、水肿、局部淤青、脂肪萎缩、胰岛素过敏、皮肤感染。

四、很多保健品标注有降糖作用，是否可以替代胰岛素治疗?

保健品中标注含有胰岛素活性成分等都是没用的，不能替代胰岛素治疗。胰岛素是一种蛋白质，和其他蛋白质一样，口服进入胃肠道后，就被胃酸和胃消化酶消化分解，从而失去胰岛素本身的生物活性，因此胰岛素是非口服降糖药。

五、除了胰岛素，还有哪些降糖药?

（1）促胰岛素分泌剂：这类药物有磺脲类和格列奈类，主要刺激胰岛素分泌。

（2）胰岛素增敏剂：这类药物主要有罗格列酮和吡格列酮，不能刺激胰岛素分泌，而是通过加强胰岛素的作用而发挥治疗作用，直击 2 型糖尿病的胰岛素抵抗，保护 β 细胞功能，避免发生低血糖。

（3）双胍类：主要有二甲双胍（格华止、美迪康）和苯乙双胍（降糖灵），不能刺激胰岛素分泌，主要是促进外周组织对葡萄糖的利用和对胰岛素的敏感性，因此也有人将其归类到胰岛素增敏剂。这类药物可改善胰岛素抵抗，保护β细胞，同时有降体重、降血脂的作用，且不会发生低血糖，现已成为2型糖尿病人群的常用药物。

（4）α－糖苷酶抑制剂：通过延缓糖吸收而起到降糖作用，主要适用于降低餐后高血糖。因不促进胰岛素分泌，故不易发生低血糖。降糖作用较弱，主要配合其他药物治疗，使血糖趋于平稳。单用于轻症经饮食控制而餐后血糖仍高者，是我国唯一拥有糖耐量减低适应证的药物。

（5）注射用药GLP–1受体促进剂（利拉鲁肽、艾塞那肽）和DPP–4抑制剂（西格列汀、维格列汀、沙格列汀）：这类药物属于新型降糖药，近年来应用日益增多，但其价格偏高和临床积累尚不丰富，仍应重视一线及基础糖尿病药物的应用。

六、糖尿病人群忘记服药应该怎么办?

糖尿病人群漏服降糖药可导致其血糖水平在短时期内出现大幅度的波动或居高不下，此种情况若经常发生，就容易患上糖尿病足、糖尿病眼底病变、糖尿病肾病等糖尿病并发症，从而给其身体带来损害。因此，糖尿病人群在漏服降糖药后，应及时采取补救措施。目前，临床上常用的降糖药主要有磺脲类药物、双胍类药物、α－糖苷酶抑制剂、胰岛素增敏剂等。那么，糖尿病人群在漏服不同的降糖药后，如何采取补救措施呢?

（一）磺脲类药物

磺脲类药物是胰岛素促泌剂，有短效药物和中长效药物，通过促进胰岛素分泌来降低患者的血糖。短效药物常见为糖适平，一般为三餐前服用，用以控制餐后血糖。那么，如果到了饭后，才想起漏服，可以先测一下随机血糖，如果血糖只是轻度升高，可以适当增加运动而不再补服，如果血糖明显升高可以减量补服。注意千万不能不测血糖，随意补服，以免造成低血糖。中长效药物有瑞易宁（格列吡嗪控释片）、达美康缓释片（格列齐特缓释片）、亚莫利（格列美脲）等。这类药物一般仅需每日服用一次，故而如果午餐前就发现漏服，一般可以原剂量补服，但若是午餐后想起，则可以根据临时测得的血糖情况减量补服。

（二）双胍类药物

临床上常见的是格华止、美迪康等药物，主要通过促进组织对葡萄糖的摄取和利用，增强胰岛素的敏感性来降低血糖。由于其本身并不促进机体胰岛素的分泌，所以如果漏服了，可以直接通过加大活动量的方式来降低血糖。

（三）α－糖苷酶抑制剂

临床上常见药物有阿卡波糖（拜糖平、卡博平）、伏格列波糖（倍欣）等，主要通过延缓肠道对葡萄糖的吸收来“消峰去谷”降血糖，因而必须餐时服用，如果餐后想起漏服了，再次补服已无济于事。

（四）胰岛素增敏剂

常见药物有吡格列酮（艾可拓、艾汀）等，通过增强机体胰岛素的敏感性而发挥作用，不易导致低血糖，一般每日服用一次，因而在发现漏服后，可以当日补服。如果时间过久，可先测血糖，根据血糖情况决定是否补服。

（五）DPP-4 抑制剂

临床上常见药物有西格列汀（捷诺维）、沙格列汀（安立泽）。这类药物具有血糖依赖性的胰岛素促泌作用，不易发生低血糖，一天服用一次，因而一般漏服后，也可以补服。

按时规律用药是平稳降糖的基础，因此应尽量减少漏服药物的情况，一旦发生，可酌情处理，必要时到医院就诊或咨询，尽量避免发生血糖波动过大及低血糖等危害性事件。以下与大家分享一些糖尿病人群的实用经验，如将口服药放在餐桌上，在拿起筷子前就能看到它，慢慢也就养成了习惯；随身包里常备口服降糖药，以免偶尔出去吃饭时身边没有药；将药物放在写着时间的小药盒里，吃与没吃一目了然。对于记忆力减退的老年人来说，可以选用长效缓释制剂，如格列吡嗪控释片（瑞易宁）、达美康（格列齐特缓释片）、格列美脲、盐酸二甲双胍缓释片（卜可）等，这类药物只需每日服用一次，患者依从性好，不容易忘记。

七、糖尿病人群通常有哪些误区？

（1）忽视饮食治疗：有些糖尿病患者希望不控制饮食，而是通过多服降糖药来控制病情，这是错误的，甚至是危险的。临床实践充分证明，不把好饮食这一关，口服降糖药治疗通常是失败的。

（2）不调节降糖药的用量：一些糖尿病患者觉得自己已经服药了，就安全了，却忽略了应根据自己的血糖水平来调节用药量。长此以往，会影响药物疗效。

（3）很少到医院复诊或检查：专家发现，一些患者很少复诊，不经常检查血糖、血脂和血压，这样就无法了解服药的效果，也不了解影响自己血糖变化的因素。

（4）药效认识误区：口服降糖药并不是对所有人都有效，但很多糖尿病患者在服用口服降糖药效果不好甚至无效的情况下，也不愿意接受胰岛素治疗。

（5）急于换药：一些口服降糖药在体内有随时间延长药物作用逐渐增强的过程。有的患者不了解这一点，往往服用几天后，见血糖下降不明显，就急于换药。事实上，有些降糖药服半个月甚至一个月时，才能达到最大限度的降糖效用。因此，应该持续服用一段时间，待血糖稳定后再复查治疗，频繁换降糖药不利于血糖控制。

（6）忽略药物的安全问题：一些糖尿病患者往往只关注治疗效果，却忽略口服降糖药的安全性问题。特别是老年 2 型糖尿病人群在选择药物时，既应保证疗效，又应注意药物的低血糖发生率、对肝肾功能的安全性、对体重的影响，以及保护心血管方面的益处。糖尿病患者要定期检测肝肾功能，及时发现病情。

（7）不注意体重变化：对于重度肥胖的糖尿病患者，应先减轻体重，再根据血糖指标选用降糖药。

（8）忽视运动治疗：多数糖尿病患者想把血糖控制在良好状态，最好的办法就是运动治疗和饮食治疗、药物治疗联合作用。

（9）盲目联合用药：若盲目地同时服用不同的降糖药，可能导致用量过大，发生低血糖，甚至引起休克。此外，还可能加重肝、肾代谢负担，对其造成损害。因此，选用或更换降糖药时一定要遵循医嘱。

（10）用药时间错误：大部分糖尿病患者需要口服降糖药进行治疗，控制血糖。但由于各类口服降糖药作用机制、起效时间及不良反应不同，所以掌握正确的服用方法，尤其是服用时间非常重要。不然，虽服用正确剂量的药物，却不能起到理想的降糖效果，甚至可能增加药物发生不良反应的机会。α－糖苷酶抑制剂（卡博平）应该与第一口饭一起嚼服；胰岛素增敏剂（卡司平）服药与进食无关；磺脲类降糖药应餐前 30 分钟口服；盐酸二甲双胍应餐后服用；格列奈类可以在餐后 15 分钟服用或与餐同时服用。

（11）不能长期坚持治疗，轻易停用降糖药：降糖药只是帮助患者降血糖，并不能根治糖尿病。在停用降糖药期间，血糖会升高，可能会导致有关的急性并发症，甚至危及生命，因此患者即使是在血糖控制稳定的情况下，也不可随便停药。

八、糖尿病人群的肥胖问题有哪些?

肥胖是2型糖尿病的独立高危因素，80%～90%的2型糖尿病患者伴有超重或肥胖。男性腰围≥85厘米、女性腰围≥80厘米被称为中心型肥胖，它是内脏脂肪增多堆积造成的，更易造成胰岛素抵抗。因此，对于相同体重的肥胖者，中心型肥胖者的胰岛素抵抗要比均匀型肥胖者更为严重，也更难以纠正。

糖尿病发生后，人体糖代谢和脂代谢进一步紊乱，致使血糖升高、血脂升高、脂肪重新分布，会在一定程度上加重肥胖的程度。由此，肥胖和糖尿病形成了互为因果的恶性循环。

减重是防控糖尿病的基础。体重下降可改善血糖代谢，不仅肥胖型2型糖尿病患者需要以减轻体重来控制病情，而且正常体型者也要注意控制体重。对于部分轻度糖尿病患者，通过控制饮食和加强运动减轻体重后，不用服降糖药就能很好控制血糖水平。对于中重度糖尿病患者，减肥可以提高降糖药的疗效，使降糖药的使用量减少，从而减少药物可能带来的副作用。

减肥对肥胖型2型糖尿病人群的健康十分重要。从预防的角度来说，肥胖者如果能使体重中度下降（平均体重下降4.5千克），可降低2型糖尿病发病危险。对于年龄较大且伴有多种疾病的2型糖尿病人群，单纯依靠饮食控制和运动难以有效减轻体重时，可适当通过药物减肥。另外一个不可忽视的问题是，部分降糖药物阻碍体重下降，甚至使体重上升，医生和糖尿病患者都要多加注意。

CHAPTER 02

第二章 糖尿病的运动疗法

第一节　糖尿病运动疗法的发展

糖尿病是一种目前常见的代谢障碍性疾病。随着平均寿命的延长和生活方式的改变，糖尿病的发病率逐年上升，造成巨大的个人、社会及国家的负担。近年来，国内外学者通过大量研究证实，药物、饮食、运动的综合治疗是防治糖尿病的最好途径。运动疗法是糖尿病治疗的“五驾马车”之一。早在古希腊，医生就建议糖尿病患者在马背上锻炼治疗。缺乏运动与糖尿病的发病密切相关，运动疗法可以降低糖尿病前期发展为糖尿病的概率，最大限度地防止并发症的发生和发展。糖尿病的运动疗法是指体力活动，一般指长期的、适度的、持续性的慢性活动。

中国是较早提出运动治疗糖尿病的国家。隋代名医巢元方（610 年）在《诸病源候论》中提到，糖尿病患者（古时称消渴症）应“先行百步，多者千之，然后食之”，提出了运动治疗糖尿病的初步想法。

1926 年，劳伦斯发现运动与胰岛素共用降糖作用更好。1935 年，著名糖尿病学者乔斯林总结“体力活动应视为糖尿病的治疗工具”，并把饮食、运动和胰岛素比喻为治疗糖尿病的“三驾马车”。尽管如此，多年来关于糖尿病运动疗法的研究依然很少，直到 1978 年，美国加洲国际糖尿病与运动会议之后，运动疗法才引起了世界的注意。

第二节　运动对糖尿病与糖尿病前期的影响

※ 许冠文——糖尿病也可以变“祸”为“福”

香港知名喜剧导演许冠文在十多年前被确诊为糖尿病，但他没有悲观失望，而是乐观地表示：“你换个角度想，就知道这是好事。有了糖尿病，你一定要注重饮食，常常运动，自己身体也好了很多。”他提到，自己得病后不仅注意饮食，而且经常运动，每天都打太极拳，身体越来越健康。所以糖尿病并不可怕，多一点耐心，只要积极管理，便能有效控制。

※ 科比——养成良好的生活习惯和饮食习惯

湖人巨星、小飞侠科比曾在一次采访中透露，自己的祖父和外祖父都患有糖尿病，而两位长辈的遭遇对自己的影响很大。糖尿病具有一定的家族遗传性，为了控制血糖、防止糖尿病，科比一直保持健康的饮食习惯及长期的运动训练。他还告诫大家，养成良好的生活习惯和饮食习惯，这样才能防止糖尿病的发生。

一、运动可以改善糖代谢

运动疗法能帮助糖尿病前期的人群与糖尿病患者将血糖控制在较好的状态。在运动状态中，血液中的葡萄糖迅速进入肌肉，供给肌肉细胞能耗，消耗葡萄糖，从而使血糖降低。运动停止后，血液中的葡萄糖还要继续进入肝脏和肌肉细胞内合成肝糖原与肌糖原，储存起来补充运动中的消耗，提高葡萄糖的利用率。

二、运动可以改善脂代谢

2 型糖尿病中有 40%～50% 的患者合并脂代谢紊乱，而血脂紊乱是动脉硬化的危险因素。运动疗法可以消耗脂肪酸，显著改善脂代谢，降低内脏脂肪含量，减少血液中的游离脂肪酸、甘油三酯、低密度脂蛋白胆固醇和极低密度脂蛋白胆固醇。

三、运动改善心血管系统

糖尿病会增加微血管和大血管病变，加速动脉粥样硬化的形成，而动脉粥样硬化是糖尿病患者致残、致死的主要原因。合理的运动疗法可以加速血液循环，改善心肌的血液供给及血脂状况，从而防止动脉粥样硬化，以及血栓的形成和心肌梗死的发生。此外，还能增强血管的弹性，降低血压，有助于血液更顺畅地流动。长期规律的运动能减少体内的炎症反应，炎症是多种心血管疾病的一个风险因素。

四、运动增强心肺功能

每次运动时，肌肉和内脏都需要增加氧气，那么增加的氧气从何而来？主要是通过增加心率和每次心脏搏动时的泵血量，给全身的脏器和肌肉提供充足的氧气。所以，长时间规律且合理的运动可以增加心脏的收缩力和心搏出量，从而增强心肺功能。运动时要求心脏更有效率地泵血，以满足增加氧气的需求。长期坚持运动会使心脏肌肉变得更加强健，心脏的泵血能力也随之增强。运动还可以提高血液质量，增加红细胞的数量，更多的红细胞意味着可以运送更多的氧气到身体各部位。

五、运动预防肥胖症

大部分 2 型糖尿病患者常伴随肥胖症的出现，血液中游离脂肪酸、总胆固醇、低密度脂蛋白含量高，易导致动脉粥样硬化。运动疗法可以增加能量消耗，或产生能量赤字，提高对血脂的利用率，调节糖、脂代谢，使体重减轻，并且长期且适当的运动能增强脂肪细胞中酶的活性，促进脂肪的分解，以及多余脂肪消耗，达到减肥的目的。定期运动可以改善脂肪和碳水化合物的代谢，增强身体对胰岛素的敏感性，这有助于控制血糖水平，从而降低体重增加和肥胖的风险。运动还可以改善情绪和精神状态，缓解压力和焦虑，有助于预防因情绪不佳过量饮食导致的体重增加。

六、运动促进骨骼健康

随着年龄增长，老年人特别是绝经后的妇女骨质流失，容易出现骨质疏松，导致骨骼脆性增加，从而易发生骨折。运动时，骨骼受到肌肉的牵拉及骨骼与地面的机械性撞击的刺激，有助于促进钙质的吸收，使骨密质增厚，防止骨质疏松。同时，运动可以增加骨骼肌力量，缓冲外力对骨骼的直接撞击，保护骨关节，预防骨折。较高强度的运动（快走、负重行走、慢跑和步行上下楼梯）对老年女性骨密度偏低的患者而言，效果更为显著。

七、运动提高生活质量

糖尿病运动疗法可以增强体力，振作精神，培养生活情趣，缓解焦虑，恢复心理平衡，增强信心，提高工作效率和生活质量。由于运动可以增强体质和愉悦精神，二者相得益彰，对防治糖尿病是十分有利的。

第三节　运动风险的简单评估

一般而言，心血管系统正常的健康个体不会患心血管疾病。健康个体进行中等强度运动，并引发心脏猝死或心肌梗死的概率很低，但是糖尿病患者常伴有心血管、神经等方面的疾病，且随着年龄的增长，容易产生其他并发症，这使运动发生危险的概率大幅增加。为了保证运动的安全性，处于糖尿病前期的人群和糖尿病患者在进行运动疗法前，应进行相关的运动风险评估。当然，如果检查后发现有视网膜病变、心脏病、肾脏病及神经系统疾病等，并不代表你完全不能参加运动，要根据病情进行设定。

一、运动前自我筛查

计划参加运动的所有个体都应该通过报告病史或健康风险评估来进行运动前健康筛查。自我筛查是健康筛查的方式之一，可以通过体能活动准备问卷或体适能运动前筛查问卷进行。

体能活动准备问卷（PAR-Q 量表）

对多数人来说，体能活动应该不会构成问题或危机。PAR−Q 量表的设计适用于识别那些少数不适宜做体能活动或需经医生建议才能运动的成人。请细阅以下问题，并在题号前填写“是”或“否”。

是 否
□ □医生是否告诉过您，您患有心脏病且仅能参加医生推荐的活动
□ □当您进行体力活动时，是否感觉胸痛
□ □自上个月来，您是否在没有体力活动的时候有胸痛
□ □您是否因为头晕跌倒或失去知觉
□ □您是否因为体力活动变化而加重骨或关节问题
□ □近来医生是否因为您的血压或心脏问题给您开药
□ □您是否知道一些您不能进行体力活动的其他原因

如果有一题以上回答“是”，那么应该在运动前请教医生有关问卷上的疾病或症状，以及有关运动的看法，听从医疗建议。这些人或许可以运动，但需要循序渐进，先从事轻微的活动，再逐渐增加负荷，或只能从事一些较安全的运动。

如果所有的题目回答“否”，那可以进行运动，但建议开始运动时先进

行轻度的活动，再逐渐增加负荷或强度。运动前建议先量血压，如果超过144/90mmHg，应先咨询医生。同时，也可参加体适能检测，以了解体适能状况。如果身体不适或生病（感冒或发烧），则应该延迟运动或运动检测。

美国心脏协会（AHA）/美国运动医学会（ACSM）健康/体适能机构的运动前筛查问卷

通过如实陈述下列情况评价健康状况	
病史 ·心脏病发作史 ·心脏瓣膜病 ·心力衰竭 ·心脏移植等或植入心脏手术	如果您在这一部分中有陈述的任何情况，请在运动前咨询内科医生或健康管理人士。您可能需要在某个经过认证的医务人员的监护下进行健身。
症状 ·在用力时有过胸部不适 ·有过不明原因的呼吸困难 ·有过头晕眼花、晕倒或眩晕 ·有过脚踝肿胀 ·有过因为快而强的心跳而导致感觉不适 ·正在服用治疗心脏病的药物	如果您在这一部分有两个或两个以上的情况，则需要咨询内科医生或其他健康管理人士，作为医疗管理的部分，逐步发展您的运动计划。在有资质的职业运动指导员的指导下，您将在运动计划中得到更多益处。
其他健康问题 ·有哮喘或其他肺部疾病 ·短距离行走时，小腿有发热或抽筋的感觉 ·心血管危险因素 ·男性≥45岁 ·女性≥55岁 ·吸烟或戒烟不足6个月 ·血压≥140/90mmHg或不清楚自己的血压或正在服用降压药 ·血浆胆固醇≥200mg/dL或不清楚自己的血浆胆固醇 ·近亲有心脏病或做过心脏手术，其中父亲或兄弟≤55岁，母亲或姐妹≤65岁 ·很少进行体力活动（每周运动＜3天，每天＜30分钟） ·身体质量指数≥30kg/m^2 ·糖尿病前期或不清楚是否为糖尿病前期	

二、运动风险评估

运动危险分层的流程如图 2-1 所示。

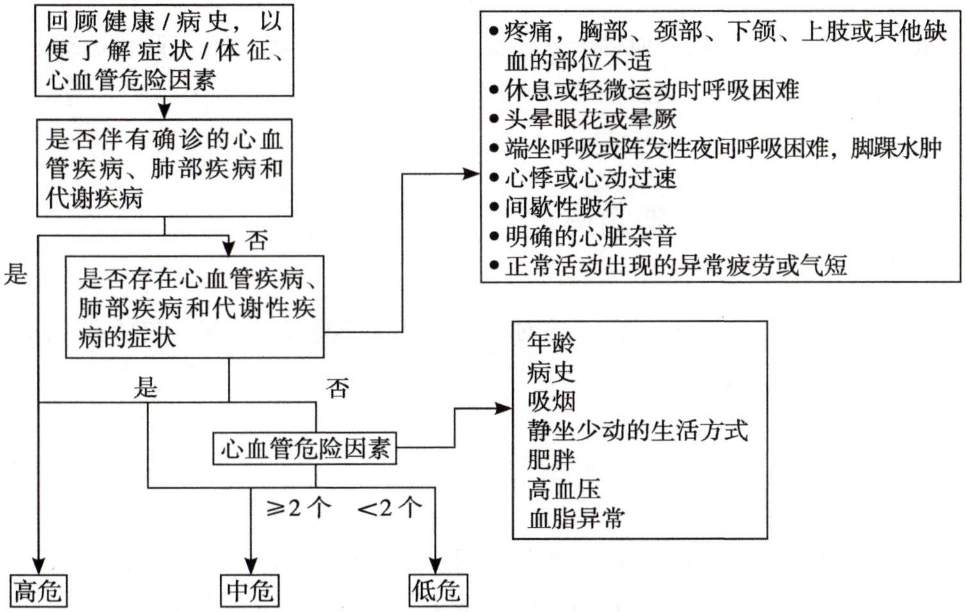

图 2-1 运动危险分层的流程

对于低危者来说，运动前一般不需要进行医学检查，但是对于高危者及中危者来说，进行大强度运动时都应该进行医学检查，听取医生的运动建议后再进行运动。

（1）老年糖尿病人群运动时的注意事项。

体育运动前要做一次全面的身体检查，充分了解糖尿病及其并发症发展的程度，以便选择适合自己的运动方式、运动时间和运动强度。

运动要适量，运动不是越累效果越好，要注意适可而止。同时，应避免强度大或难度大的运动，如剧烈的对抗运动、登梯爬高等。

老年糖尿病人群在运动中应结伴同行，最大限度地避免单独运动。如单独运动，应随身准备糖尿病救助卡，以及含糖食物和饮用水。

（2）1 型糖尿病人群运动时的注意事项。

运动可使 1 型糖尿病人群获益，但是不同时间、类型的运动对血糖的影响不一样。为了保持血糖稳定，可以增加碳水化合物的摄入或适当减少胰岛素的用量。另外，运动中监测血糖十分必要，对血糖进行连续监测，防止运动中出现低血糖。

第四节　运动能力测试

糖尿病患者在进行运动前，应对自身的身体状况有所了解，包括自身的运动水平、身体素质测试。

一、了解自身的运动水平

当糖尿病患者就诊时，医生通常会询问一些关于日常运动水平的情况，如有没有运动习惯、每周运动几次、每次运动多少分钟等问题，这些问题事实上是为了了解患者的日常运动水平，有利于把握其日常活动的内容及能量消耗，从而有效地实施运动计划。糖尿病患者也可以通过一些简单的方式来了解自身的体力活动水平。

（一）方法一：运动日记评价法

在填写运动日记时，应尽可能详细地记录一周身体活动的强度与时间，并换算成分值，再进行汇总（表 2–1）。

表 2-1　运动日记记录表模板

活动项目	第1日		第2日		第3日		第4日		第5日		第6日		第7日	
	时间	得分	时间	得分	时间	得分	时间	得分	时间	得分	时间	得分	时间	得分
A组（活动40分钟积1分）														
家务事（站/坐）														
乘交通工具（站）														
慢速自行车/散步														
B组（活动25分钟积1分）														
收拾卫生														
加速自行车/快走														
轻度跳舞/体操														
C组（活动15分钟积1分）														
各类体育活动														
跑步														
重体力活动														

（二）方法二：量表法

若是觉得运动日记太过烦琐，也可以通过回忆填写简单的运动量表，评价体力活动水平。

国际运动量表

回忆最近7天内做过的每次至少10分钟的强有力的身体活动（指以费力的身体负荷且让你呼吸较正常更为急促的活动）。

1.最近7天里，你花多少时间做强有力的身体活动，像提重物、有氧运动或快骑脚踏车。

每周___天　每天___分钟

如果没有强有力的身体活动——跳至问题 3

回忆最近 7 天内做过的每次至少 10 分钟的适度的身体活动（指以适度的身体负荷且让你呼吸较正常稍急促的活动）。

2. 最近 7 天里，你花多少时间做适度的身体活动，像提轻物、正常速度骑脚踏车或打网球（不包括走路）。

每周___天　每天___分钟

如果没有适度的身体活动——跳至问题 3

回忆最近 7 天内你的走路，包括工作、在家、娱乐、休闲。

3. 最近 7 天里，你花多少时间走每次至少 10 分钟的路？

每周___天　每天___分钟

如果没有走路——跳至问题 4

4. 最近 7 天里，你花多少时间坐着，包括工作、上课、做作业、休闲等。

每周___天　每天___分钟

评分标准

国际体力活动量表（IPAQ）中步行的代谢当量（梅脱值 MET）赋值为 3.3，中等强度活动赋值为 4.0，高强度活动赋值为 8.0。

1. 低（第 1 类）

这是最低的运动水平，不符合第 2 类和第 3 类的标准。

2. 中等（第 2 类）

符合以下 3 项标准中的任何一项。

3 天以上，每天至少 20 分钟高强度的活动；

5 天以上，每天至少 30 分钟中等强度的活动或行走；

5 天以上，中等强度或高强度的活动实现至少 600MET 分钟 / 周。

3. 高等（第 3 类）

符合以下 2 项标准的任何一项。

3 天以上，剧烈活动，累计至少 1500MET 分钟 / 周；

每周 7 天，中等强度或高强度的活动至少 3000MET 分钟 / 周。

二、身体素质测试

运动疗法实施前，糖尿病患者需对自身进行运动能力水平判断，了解自身身体素质。运动能力测试的主要内容如表 2–2 所示。

表 2–2　运动能力测试内容

测试内容	测试项目
肌肉力量	握力、背部肌肉力量等
肌肉耐力	仰卧起坐、引体向上等
平衡能力	闭眼单脚站立
柔韧性	坐位体前屈、站立前屈等
敏捷度	冲刺跑、反复侧向跳跃
全身耐力	急速走、5 分钟跑等
肌肉爆发力	立定跳远、垂直跳跃等

身体素质一般是指在活动中表现出来的力量、速度、耐力、柔韧等机能，既可以通过专业器械进行测试，也可以通过自测完成。

（一）自测体力

为了评价体力状况，糖尿病患者可采用一种简单经济的方法，即测量运动后恢复到运动前心率的时间。至少 5 次跑步上下一段 12 级的楼梯，测试运动前与运动后的心率，以及运动后恢复到运动前心率的时间，来判断体力状况。

心率 1 分钟就可恢复，说明体质良好；

心率 3 分钟内恢复，属于体质中等；

心率 4～5 分钟恢复，属于体质较差，要注意加强锻炼；

心率超过 5 分钟恢复，就需要进行治疗。

体力状况决定了运动对血糖的反应，即相同的运动量，体力状况较好的降糖效果比体力差的明显得多。

（二）自测柔韧性

坐在椅子上，两腿伸直，脚跟着地。在两脚跟中间横放一把米尺，两脚跟相距 40 厘米，然后上体前倾，两臂尽量向脚伸展，用手摸脚尖，如果摸不到，则将两脚再分开一些，直到手刚刚能摸到脚尖，此时记下两脚跟之间米尺的刻度。自测柔韧性得分如表 2–3 所示。

表 2–3　自测柔韧性得分

柔韧程度	男性 / 厘米	女性 / 厘米
良好	20～30	35～49
一般	40～59	50～69
较差	≥ 60	≥ 70

（三）体力年龄评估

体力年龄的评估通过 5 项体力测试，记录测试成绩对应的得分，汇总后再与体力年龄进行对比，以此了解体力和年龄的判定基准及测试者的运动特长等。30～60 岁男、女性测试得分和体力年龄的判定标准如表 2–4～ 表2–6 所示。

表 2-4 30～60 岁男性测试得分

得分	反复侧向跳跃 / 厘米	垂直跳跃 / 厘米	握力 / 千克	"之"字形运球	快速走（1500 米）
20	＞ 48	＞ 60	＞ 54	≤ 13.0	≤ 9:08.00
19	47～48	59～60	53～54	13.1～13.5	9:08.00～9:35.00
18	46	57～58	51～52	13.6～14.0	9:36.00～9:57.00
17	45	55～56	50	14.1～14.5	9:58.00～10:09.00
16	44	53～54	49	14.6～15.0	10:10.00～10:23.00
15	43	51～52	48	15.1～15.5	10:24.00～10:36.00
14	42	50	47	15.6～16.0	10:37.00～10:48.00
13	41	49	46	16.1～16.6	10:49.00～11:00.00
12	40	48	45	16.7～17.2	11:01.00～11:11.00
11	39	47	44	17.3～17.8	11:12.00～11:22.00
10	38	46	43	17.9～18.3	11:23.00～11:32.00
9	37	45	42	18.4～18.9	11:33.00～11:42.00
8	36	44	41	19.0～19.6	11:43.00～11:52.00
7	35	43	40	19.7～20.4	11:53.00～12:03.00
6	34	42	39	20.5～21.3	12:04.00～12:14.00
5	33	40～41	38	21.4～22.3	12:15.00～12:26.00
4	32	38～39	37	22.4～23.7	12:27.00～12:40.00
3	31	36～37	36	23.8～25.5	12:41.00～12:58.00
2	30	33～35	35	25.6～27.5	12:59.00～13:20.00
1	28～29	30～32	32～34	27.6～32.5	13:21.00～13:58.00
0	≤ 27	≤ 29	≤ 31	≥ 32.6	≥ 13:59.00

表 2-5 30～60 岁女性测试得分

得分	反复侧向跳跃 / 厘米	垂直跳跃 / 厘米	握力 / 千克	"之"字形运球	快速走（1500 米）
20	＞ 42	＞ 40	＞ 37	＜ 16.0	＜ 7:20.00
19	41～42	39～40	37	16.1～16.5	7:21.00～7:23.00
18	40	37～38	36	16.6～17.1	7:24.00～7:35.00
17	39	35～36	35	17.2～17.7	7:36.00～7:46.00
16	38	33～34	34	17.8～18.2	7:47.00～7:54.00

续表

得分	反复侧向跳跃/厘米	垂直跳跃/厘米	握力/千克	“之”字形运球	快速走（1500米）
15	37	32	33	18.3～18.8	7：55.00～8：02.00
14	36	31	32	18.9～19.4	8：03.00～8：09.00
13	35	30	31	19.5～19.9	8：10.00～8：15.00
12	34	29	30	20.0～20.5	8：16.00～8：21.00
11	33	28	29	20.6～21.1	8：22.00～8：26.00
10	32	27	28	21.2～21.6	8：27.00～8：33.00
9	31	26	27	21.7～22.2	8：34.00～8：40.00
8	30	25	26	22.3～22.9	8：41.00～8：47.00
7	29	24	25	23.0～23.7	8：48.00～8：55.00
6	28	23	24	23.8～24.6	8：56.00～9：04.00
5	27	22	23	24.7～26.1	9：05.00～9：15.00
4	26	20～21	22	26.2～28.2	9：16.00～9：29.00
3	24～25	18～19	21	28.3～31.0	9：30.00～9：49.00
2	21～23	16～17	19～20	31.1～35.2	9：50.00～10：28.00
1	＜21	≤15	＜19	≥35.3	≥10：29.00

表 2-6　体力年龄的判定标准

年龄/岁	男性得分	女性得分
20～29	≥67	≥62
30～34	61～66	58～61
35～39	54～60	53～57
40～44	46～53	45～52
45～49	38～45	37～44
50～54	30～37	29～36
55～59	22～29	21～28
≥60	≤21	≤20

（四）运动刺激反应测试

运动疗法对糖尿病及其相关的心血管疾病有良好的效果。不少糖尿病患者存在肥胖、运动缺乏心肺功能低下等情况，且许多高龄患者还存在血管硬化、冠心病等疾病，所以需要进行运动反应测试，一方面可以评价运动过程中的生理反应，另一方面可以根据测试结果来决定运动量。可以简单地通过自行车、跑步机、上下台阶等方法进行运动测试，如果想要更准确的运动方案，可以前往医院进行专业的运动测试，并根据运动测试结果把握运动对循环系统的影响。在进行运动测试时，应重点监测脉搏数、血压、心电图。

（1）脉搏数。脉搏易于测量，而且可以直接反应运动心率，并了解运动的强度与负荷。通过跑步机或功率自行车逐渐增加运动负荷，心率会逐渐增加，直至达到最大心率。

（2）血压。随着运动强度的增加，心排出量增加，收缩期血压会上升，而舒张期血压因为末梢血管的扩张，并不会如收缩期血压一样上升。高血压及 60 岁以上患者常在到达最高心率前出现血压异常上升，所以这类患者在运动测试期间要积极监测血压，且运动中的心率应保持在异常血压出现时的心率以下。

（3）心电图。如果在运动测试时有监测心电图的条件，应在运动期间监测心电图形态的改变，如 ST 段 0.2 毫伏以上的下降、上斜行 T 波的变化或逆转、期前收缩、明显心率不齐等都是运动终止的信号。如果没有条件监测心电图，则应注意测试时的自觉症状，若出现胸闷、憋气或头晕等症状时，一定要及时停止测试。

另外，运动试验本身具有一定的危险性，病情严重的患者最好在医生的监测下进行，不可盲目进行测量。

（五）功能性动作模式筛查（FMS）

功能性动作模式筛查的目的在于评估受试者动作控制的稳定性、身体平衡能力、柔软度及本体感觉能力等。功能性动作模式筛查一共有 7 个动作，分别对肩、髋、膝、踝等关节功能进行测试，对于运动疗法的设定具有指导意义。

1. 过膝深蹲

过膝深蹲的测试方法如下。

①两脚分开与肩同宽；双手以相同间距握测试杆。

②双臂伸直举杆过顶，慢慢下蹲，尽力保持脚跟着地。

③测试三次，若无法完成，将脚跟垫高再试一次。

2. 跨栏上步

跨栏上步的测试方法如下。

①双脚并拢，脚尖接触测试板；双手握杆平行置于肩上。

②调整测试绳的高度，使其与受试者胫骨粗隆同高。

③缓慢抬起一腿跨过栏杆，用脚跟触地，重心在支撑腿上，保持身体稳定，随后恢复到起始姿势。

④一侧腿测试完毕，换另一侧腿进行测试，分别记录两侧得分。

3. 直线箭步蹲

直线箭步蹲的测试方法如下。

①在测试板上量取与受试者胫骨粗隆高度相同的距离并标记。

②左脚踩测试板起始线，右脚向前迈出使脚跟落在标记线上；左手在上，右手在下，双手握住测试杆，置于身后紧贴头、脊柱和骶骨。

③随后下蹲至膝盖接触测试板，双脚始终保持在一条直线上。

④一侧腿测试完毕，换另一侧腿进行测试，分别记录两侧得分。

4. 肩部灵活性测试

肩部灵活性的测试方法如下。

①测量手长，即腕横纹与中指尖的距离。

②一手手心向外握拳由下向上，另一手掌心向内握拳自上往下，记录两手

最近点之间的距离。

③交换双手位置，重复以上测试，分别记录两次得分。

5. 主动直膝抬腿

主动直膝抬腿的测试方法如下。

①仰卧位，双手置于身体两侧，掌心向上。

②一侧膝关节下放置测试板，另一侧腿主动抬起，伸直膝关节，脚踝背屈。

③保持身体平直，下方腿始终与测试板接触；将测试杆放在踝关节中央，并自然下垂，观察测试杆的位置。

④交换双腿位置，重复以上测试，分别记录两次得分。

6. 躯干稳定性俯卧撑

躯干稳定性俯卧撑的测试方法如下。

①俯卧位撑地，双手与肩同宽，腰椎保持自然伸直。

②双手位置男性与头顶平行，女性与下颌平行；身体各部位同时撑起，腰椎始终保持自然伸直姿势。

③若无法完成，男性可以使双手与下颌平行，女性可以使双手与肩部平行，再完成一次动作。

7. 转动稳定性测试

（1）转动稳定性的测试方法如下。

①俯身跪于垫子上，腰椎自然伸直；在双手与双膝间放置测试板并接触。

②抬起同侧手与腿，使身体在同一水平面，保持腰椎自然伸直。

③肘与膝在平面内屈曲靠拢并接触，然后恢复起始姿势。

④若无法完成同侧动作，可以尝试抬起对侧肢体完成动作。

⑤交换对侧肢体，重复以上测试，分别记录两次得分。

（2）转动稳定性的评分标准如下。

3 分：完成标准测试动作。

2 分：通过动作调整完成测试动作。

1 分：通过动作调整仍不能完成测试动作。

0 分：测试过程出现疼痛。

（3）功能性动作质量纠正的原则如下。

第一，先评估测试中 0 分的问题，及时进行专业医学治疗。

第二，由于不平衡常导致损伤，所以要遵循不平衡优先原则，先解决不平衡的问题，再解决力量弱的问题。

第三，FMS 筛查的目标是消除不对称并使每项得分最少达到 2 分。

第五节　糖尿病运动疗法的简单实施

在运动过程中，主要应该把握的是运动方式、运动强度、运动时间及运动频率等。那么，怎样确定适合自己的运动疗法呢？

一、寻找适合自己的运动方式

适合自己的运动方式一般具备以下 3 个条件：自己有兴趣、容易掌握并且可以长期坚持的运动项目；运动时可以不受时间、地点、设备的限制；这项运动对自身的身体有益处。一般糖尿病患者的运动方式以有氧运动为主，年龄较大或体质较差的可以选择散步等强度较小的运动；身体条件较好且无心血管疾病的患者可以采用慢跑、自行车等运动强度较高的运动。此外，还可以结合自己的兴趣爱好，如打球、游泳、广场舞等；或者因地制宜地进行选择，如步行上楼梯、步行上班等。

另外，需要注意的是，任何运动都不是尽善尽美的，不同运动具有不同的功能，有的消耗能量，有的改善心肺功能，有的增强柔韧或力量，因此应了解自身需求，并根据需求选择合适的运动方式。

※ 做家务≠体育运动！

许多人觉得做家务就相当于体育运动，这种想法显然是不正确的。虽然做家务会使人十分劳累，但事实上做家务的强度非常小，消耗的热量非常低，属于轻体力活动。想要通过运动来控制糖尿病，还需要安排单独的时间进行运动。

※ 整个运动过程中，您应该完成哪些内容？

运动前应该有充分的热身，可以先做 10 分钟一些低强度、容易的动作，先让全身的肌肉活动开，以免拉伤肌肉。运动期间如果气喘或疲惫可放慢频率，保持身体运动，等到呼吸平稳后再恢复运动频率，保持每次运动时间都持续 30 分钟左右。运动结束后尽量不突然停止，应有充分的放松时间，可以做 5～10 分钟的慢走或拉伸进行放松。

热身运动（10 分钟）→ 有效运动（20～30 分钟）→放松运动（5～10 分钟）

二、如何简单确定运动强度？

有的糖尿病患者觉得运动时出的汗越多效果越好，其实不然，运动强度过大会对心脏血管产生较大的负担，对人体有一定风险。在合适的范围内运动，才能在保证安全的前提下达到最大的运动效益。运动中心率简单易测且能直观反映人体耐受能力，所以可以通过测试心率或自身感觉来确定运动强度，具体方法如下。

1. 方法一：心率简易计算法（最适合）

运动时最佳心率 = 180/170 – 年龄

血糖控制良好的患者可选择 180 减去年龄，年龄较大、自觉身体较弱或伴有并发症的患者可以 170 减去年龄计算最佳心率，如一名 65 岁的糖尿病患者的最佳运动心率为 170–65=105 次 / 分钟，此时的心率相当于 60% 中等运动强度。

2. 方法二：脉率计算法

运动中最佳脉率 =（206–0.88 × 年龄）×（60%～85%）

如一位 60 岁的糖尿病患者，运动中最佳脉率 =（206–0.88 × 60）×（60%～80%）=92～123 次 / 分钟。所以，该患者在运动过程中应保持在每分钟 92～123 次的脉搏。

3. 方法三：心率查表法

不同年龄、不同运动强度对应的运动心率如表 2–7 所示。

表 2–7　不同年龄、不同运动强度对应的运动时心率

年龄 / 岁	最大强度 100%	高强度 80%	中等强度		轻强度 20%
			60%	40%	
10～20	193	166	140	113	87
20～30	186	161	136	110	85
30～40	179	155	131	108	84
40～50	172	150	127	105	82
50～60	165	144	123	102	81
60～70	158	138	119	99	80
70～80	151	133	115	96	78

4. 方法四：自我感觉判断法

自我感觉法判定运动强度如表 2–8 所示。

表 2-8　自我感觉法判定运动强度

运动强度	自觉运动强度
大强度	非常吃力有难以坚持的感觉
中等强度	有些吃力，但仍可以坚持
轻强度	有运动的感觉
微强度	非常轻松的运动感觉

在运动中感觉微微有些气喘，但始终能保持轻声交谈，这说明此时的运动强度较为合适；若运动中没有气喘，说明运动强度太低；若大喘气或有上气不接下气的感觉，说明运动强度太大，应降低运动强度。

小贴士：

如何自测心率？

一般在运动结束后立即数脉搏，数 10 秒，再乘以 6 就相当于此刻的每分钟心率。数心率的时间不应过长，以免影响结果。

三、如何确定运动时间和频率？

刚开始运动时，运动时间可以较短，随后循序渐进，每天运动时间达到 30 分钟以上，每周至少 3 次，一周运动时间达到 150 分钟以上。年轻人或病情较轻的患者也可以通过增加运动强度来减少运动时间。不同运动所需时间的最低限度如表 2-9 所示，运动交换表如表 2-10 所示。

表 2-9　不同运动所需时间的最低限度

最少需要持续 12 分钟	最少需要持续 15 分钟	最少需要持续 20 分钟
原地跳	慢跑	步行
跳绳	快跑	骑自行车
跳舞	游泳	滑冰

表 2-10 运动交换表

运动强度	每消耗 1 单位热量的运动时间	运动项目
最轻度	持续 30 分钟	散步、站立、轻松家务（如洗碗、扫地等）
轻度	持续 20 分钟	快步走、下楼梯、做操、平地自行车等
中等强度	持续 10 分钟	慢跑、下楼梯、上坡自行车、滑雪、登山等
大强度	持续 5 分钟	跳绳、游泳等

另外，运动的时机很重要，餐后 1 小时（从第一口饭算起）是最佳的运动时间，此时既可以降低血糖又能够防止低血糖，而且此时运动不必加餐。

许多人喜欢早餐前运动，这合理吗?

早餐前运动可能会导致低血糖，病情严重的还易引发酮症使病情恶化，所以一般糖尿病患者应尽量避免早餐前空腹运动。

但是针对一些肥胖的患者，晨起空腹运动有利于减肥；还有一些患者晨起血糖较高，也可以早餐前运动。想要早餐前空腹运动的患者最好选用快速血糖仪监测血糖，若空腹血糖在 6.7mmol/L 以上，可以运动；若低于 6.7mmol/L，则不宜运动或可以先吃一点食物，如一杯牛奶或几块饼干过 10 分钟再进行运动。

CHAPTER 03

第三章

糖尿病人群在运动训练期间的营养

第一节　如何合理控制每日总热量?

糖尿病人群在运动的同时要很好地控制饮食，根据自身病情、身高、体重、饮食习惯、劳动强度等，控制食物总热量，确定各营养要素的比例，合理地分配每餐热量。此外，运动前、中、后及时补充碳水化合物和水，防止低血糖和脱水。

对于 2 型糖尿病肥胖的人群，要减少其饮食中能量的摄入，从而减轻体重。而对于 1 型和 2 型糖尿病消瘦的人群，饮食要适当地放宽能量摄入的要求。儿童 1 型糖尿病人群在治疗疾病的同时，要保证正常的生长发育，所以要给予能量充足、营养均衡的饮食。

每日总热量的计算方法如下。

第一步，根据身高、体重计算身体质量指数（BMI），并确定体型。BMI=体重（kg）/ 身高 ^{2}（m ^{2}）。BMI 在 18.5～23.9 kg/m^2 为正常；<18.5 kg/m^2 为消瘦；24～27.9kg/m^2 为超重；≥28kg/m^2 为肥胖。

第二步，计算标准体重，标准体重（kg）= 身高（cm）−105。

第三步，根据体型、体力活动水平来确定每日每千克体重所需热量（表 3–1）。

表 3-1　成人糖尿病日需总热量（kcal/kg 标准体重）

体型	卧床休息	轻体力劳动	中体力劳动	重体力劳动
消瘦	20～25	35	40	45～50
正常	15～20	30	35	40
超重或肥胖	15	20～25	30	35

注：千卡（kcal）为热量单位，1 千卡 =4.185 千焦。

第四步，计算每日总热量。每日总热量 = 标准体重（kg）× 每日每千克体重所需热量。

三大营养素——碳水化合物、蛋白质、脂肪的摄入量计算：碳水化合物、蛋白质、脂肪供热比分别占总热量的 50%～60%、12%～20%、20%～30%。根据每克碳水化合物、蛋白质、脂肪产热量换算成食物的重量。同时，还应摄入适量的电解质、维生素、微量元素和膳食纤维。

比如糖尿病患者 ××，身高 170 厘米，体重 75 千克，轻体力劳动者。那么他的每日总热量为 1625 千卡。则摄入蛋白质为 66 克，脂肪为 49 克，碳水化合物为 263 克。

合理的分配每餐热量：三餐按食物万分表折算为食谱。三餐分配一般为 1/5、2/5、2/5 或 1/3、1/3、1/3。应从正餐中匀出食物作为加餐用，千万不要正餐按照原量又加餐。每次加餐食物所含热量 50～100 千卡即可，可根据运动进行适量加餐。50 千卡即半根玉米、2 勺燕麦片、3 个饺子、10 粒花生米；100千卡即 3 片苏打饼干、500 克带皮西瓜、1 根小香蕉。通过食物能量表来计算食物的热量，也可通过食物交换法更换食物，如 50 克大米可以和 50 克白面、50 克玉米面、50 克干粉条及 6 ～ 8 块苏打饼干相互交换。

第二节 糖尿病人群如何合理地在运动中补糖？

运动过程中，肌肉会消耗体内的葡萄糖，胰岛素的敏感性增强，导致运动后血糖降低。如果病友注射胰岛素或口服降糖药，在运动过程中或运动后都可能发生低血糖。低血糖可以发生在运动后的2～12小时内，甚至在24小时内。运动强度越大，持续时间越长，需要警惕发生低血糖的时间范围就越大。

根据运动时间、运动量，糖尿病患者可在运动前、中、后适量摄取一些碳水化合物。运动前，可以食用一些能够快速吸收的食物，如糕点、水果、糖果、果汁等。

运动期间，如果感觉饥饿感突然袭来，出现手抖出汗、心慌、面色苍白等低血糖的现象，应立即进食含10～15克碳水化合物的食物，如糖水或含糖饮料（如橘子汁），或进食水果糖（最好为葡萄糖片），及时纠正低血糖现象。运动前不同血糖水平所需补充的碳水化合物或其他措施如表3-2所示。

表3-2 运动前不同血糖水平所需补充的碳水化合物或其他措施

运动前血糖 /（mmol/L）	碳水化合物或其他措施
＜5.0	根据体重和运动计划决定空腹运动前摄入15～30克碳水化合物；短时间运动（＜30分钟或较大强度运动力量练习、间歇训练等）不需要增加碳水化合物的摄入。较长时间中等强度运动时应根据血糖检测结果，按需增加碳水化合物摄入（每次运动0.5～1.0g/kg）
5.0～8.3	根据运动类型和胰岛素活性，在运动前需摄入碳水化合物（每次运动0.5～1.0g/kg）
8.3～13.9	可以进行运动，当血糖＜8.3mmol/L（150mg/dL）时再考虑补充碳水化合物
13.9～19.4	检测酮体。如果出现中到大量酮体，不应进行任何运动。酮体阴性，可以开始低至中等强度的运动。血糖＜13.8mmol/L（250mg/dL）后才可以进行较大强度运动，避免诱发高渗状态

续表

运动前血糖 /（mmol/L）	碳水化合物或其他措施
≥ 19.4	检测酮体。如果出现酮体则不应该进行任何运动。如果酮体阴性或微量，运动前根据胰岛素的活性状态可考虑追加胰岛素（如 50%）纠正血糖。在血糖下降之前可进行低至中等强度的运动，应避免较大强度的运动

为避免过量运动导致运动后数小时或夜间发生迟发性低血糖，可在长时间或高强度的运动过程中进食可被缓慢吸收的碳水化合物。如果睡觉前血糖小于7mmol/L，可以在睡前进食一定量的碳水化合物，防止夜间可能发生的低血糖。对于屡发运动后低血糖的，经医生研究，应适当减少胰岛素用量。

第三节　糖尿病人群如何合理地在运动中补水?

糖尿病人群在运动过程中会大量出汗，如果不注意补水，容易导致人体缺水。糖尿病患者机体处于长期缺水状态，可诱发和加重多种急性和慢性并发症的发生与发展，因此在运动过程中要注意补水。

糖尿病人群在运动前 2 个小时可摄取 400～600 毫升的水，可以帮助机体水化，使机体保持最佳体能状态，保持体液的平衡，避免出现身体脱水的情况。

运动中应摄入足量的水，以弥补体液以汗液形式的丢失。少量多次喝水可以减少胃部不适。对于持续 1 小时以上的运动，糖尿病人群可以每 15～20 分钟喝 150～200 毫升的水（每小时 30～60 克碳水化合物）。对于 2 个小时以上的运动，糖尿病患者摄入的液体，必须含有钠盐。

运动后补水的原则是失多少，补多少。糖尿病患者可以根据口渴的程度补充。补充体液应该少量多次，即每次补充 100～200 毫升。如果出汗量较大，可补充低糖或无糖的饮料，避免血糖快速升高对身体造成损害。

CHAPTER 04

第四章

糖尿病前期、糖尿病及其合并症人群运动处方指导

第一节　糖尿病前期人群运动处方指导

一、运动目的

降低空腹血糖，预防低血糖。预防糖耐量异常向 2 型糖尿病发展，减少心血管疾病的危险因素。

二、运动方式

有氧、抗阻运动共同进行。

三、推荐运动项目

有氧运动推荐以持续的快走或慢跑为主，适当结合有氧操、球类运动、游泳等。

抗阻运动推荐使用弹力带，进行递增负荷拉伸或自身抗阻训练。

柔韧训练推荐以瑜伽运动为主。

四、运动时间

有氧运动每次运动 30 分钟，包括热身运动和整理活动各 5 分钟。饭后 40

分钟至 1 小时开始运动为宜。

抗阻运动每次 8～10 个动作，每个动作 2～3 组，每组 10～16 次。总时长每次 30 分钟。

柔韧训练每次运动 30 分钟，包括热身运动和整理活动各 5 分钟。

五、运动强度

有氧运动从小强度逐渐过渡到中大强度运动，靶心率为最大心率的 40%～80%。

抗阻运动：2～4 周以 14～16RM 的强度进行适应性运动；5～8 周用 12～16RM 的强度进行提高练习；9～12 周以 8～16RM 的强度进行提高练习；12 周以后根据自身情况调整运动强度。

六、运动频率

有氧运动每周 3～5 次，抗阻运动每周 2～3 次，柔韧性训练每周 3～5 次。

七、注意事项

运动与饮食控制相结合，循序渐进，注意及时调整运动量与运动强度。

第二节　2 型糖尿病人群运动处方指导

1 型糖尿病患者在总患者中所占比例较低，大约占 5%，这类糖尿病多在青少年阶段出现，并且与遗传因素紧密相关。而 2 型糖尿病患者在整个糖尿病患者中占 90%～95%，这一类糖尿病主要发生在中老年人群中，其发病通常是由不良的生活习惯以及多个其他不利因素（不合理饮食、缺乏运动、肥胖及遗传倾向等）相互作用导致的。

一、运动目的

减轻体重的同时控制血糖。

二、运动方式

有氧运动、抗阻运动及柔韧训练。

三、推荐运动项目

有氧运动推荐慢跑、游泳、有氧操、登山和球类运动等，生活中也可以进行有氧运动，包括步行上楼、步行上班。

抗阻运动可利用哑铃、弹力带或装满水的矿泉水瓶、沙袋进行运动。

柔韧训练推荐大肌肉群的静态拉伸。

四、运动时间

每周至少参加 150 分钟的中等至大强度有氧运动，逐渐加量至 300 分钟，单次有氧运动至少持续 10 分钟。

抗阻运动每次 8～10 个动作，每个动作 2～3 组，每组 8～16 次，总时长每次 30 分钟。

柔韧训练每个动作拉伸 10～30 秒，重复 2～4 次，总时长每次 10～15 分钟。

五、运动强度

有氧运动为中等强度，靶心率为最大心率的 60%～70%。

抗阻运动的强度为 8～12RM，RPE 保持在 11～13。RPE 自觉感知用力程度计量表如表 4-1 所示。

表 4–1　RPE 自觉感知用力程度计量表

RPE	主观运动感觉	对应参考心率
6	安静，不费力	静息心率
7	极其轻松	70
8		
9	很轻松	90
10	轻松	
11		110
12	有点吃力	
13		130
14		
15	吃力	150
16	非常吃力	
17		170
18		
19	极其吃力	195
20	精疲力竭	最大心率

（引自 Gunnar Borg，1998）

柔韧训练以每次拉伸肌肉产生轻微拉伸感并维持 20 秒为佳。

六、运动频率

有氧运动每周至少 3 次，逐渐增加至 5～7 次；抗阻运动每周至少 2 次，最好 3 次，且不应在连续的 2 天内进行；柔韧训练每周至少 2 次。

七、注意事项

过度肥胖和体质较差者，在运动的开始阶段强度要小。

在运动的同时还要控制饮食，饮食结构应以低脂肪和低碳水化合物为主，在获得足够营养（包括蛋白质、维生素和矿物质等）的同时控制体重增长和血脂升高。

运动前最佳血糖水平应为 6.7～10 mmol/L，以餐后 1 小时运动为宜。

第三节 糖尿病合并高血压人群运动处方指导

一、运动目的

以求达到并保持理想的血糖和血压水平（空腹血糖 3.9～7.2 mmol/L，餐后血糖 5.0～10.0mmol/L；血压 130/80mmHg，1 mmHg=133.3224Pa）；防止或延缓慢性并发症的发生或发展，从而提高生活质量。

二、运动方式

以有氧运动为主，抗阻运动为辅。

三、推荐运动项目

有氧运动推荐快走、慢跑、太极拳、八段锦、游泳等。

抗阻运动推荐用哑铃或弹力带进行。

四、运动时间

有氧运动每次建议持续 30～60 分钟，饭后 1 小时开始运动为宜。

抗阻运动每次 8～10 个动作，每个动作至少重复 1 组，每组 8～12 次。建议持续 30～60 分钟。

五、运动强度

有氧运动为中低强度运动，靶心率为最大心率的 40%～70%。

抗阻运动强度建议在 8～11RM，RPE 保持在 12～13。

六、运动频率

有氧运动每周 3～5 次，年轻患者最好每天进行运动；抗阻运动每周进行 2 次。

七、注意事项

运动前后要有热身活动，避免心血管意外受损。

运动中注意心率和血压的变化，若出现乏力、头晕心慌、胸闷、虚汗及其他不适，应立即停止运动，原地休息。

一次有氧运动的降糖效果是短暂的，需要坚持运动才能达到控制血糖的目的。

第四节　糖尿病合并肥胖人群运动处方指导

一、运动目的

提高机体的代谢水平，提高心肺适能，减少体脂，并控制血糖。

二、运动方式

以有氧运动为主，抗阻运动、柔韧训练为辅。

三、推荐运动项目

有氧运动推荐步行、慢跑、游泳、自行车等，辅以太极、球类或有氧操。

抗阻运动推荐以弹力带、哑铃等力量训练为主。

柔韧训练以静态或动态的大肌肉群拉伸为主。

四、运动时间

有氧运动至少每次运动 30 分钟，每周运动 150 分钟，逐渐增加至每次 60 分钟，每周运动 300 分钟，晚饭前 1～2 小时运动最佳。

抗阻运动每次 8～10 个动作，每个动作至少 1 组，每组 8～10 次。建议持续 30～60 分钟。

柔韧训练每次 8～10 个动作，每个动作 10～30 秒，重复 2～4 次。建议持续 15～20 分钟。

五、运动强度

有氧运动为中等运动强度，靶心率为最大心率的 60%～70%。抗阻运动的强度为 12～15RM，RPE 保持在 8～10。

六、运动频率

有氧运动的运动频率为 4～7 次 / 周，抗阻运动与柔韧训练每周进行 2～3 次。

七、注意事项

肥胖人群运动能力一般较弱，应从小强度开始运动并逐渐增加运动强度。

中老年肥胖者往往伴有不同的并发症，故而在制定运动处方时要注意安全，运动前需进行运动试验与医学评估。

运动与饮食控制相结合，应适当减少碳水化合物和脂肪的摄入，适当控制晚餐的摄入量。

坚持长期运动，避免体重反弹。

第五节　糖尿病合并冠心病人群运动处方指导

一、运动目的

提高心脏功能，增加人体对运动负荷的耐受量，控制血糖，降低血脂与血压。

二、运动方式

以有氧运动为主。

三、推荐运动项目

有氧运动推荐以快步走、健身跑或自行车为主，太极拳、健身操等运动为辅。

四、运动时间

有氧运动的时间可从每次运动 20 分钟，逐渐增加到每次运动 60 分钟，太极拳、健身操等辅助性运动每次进行 10～20 分钟。

五、运动强度

有氧运动从小强度逐渐过渡到中大强度运动，靶心率为最大心率的 40%～80%。

六、运动频率

每周 3～4 次。

七、注意事项

运动前需进行运动试验与医学评估，初期应有医护人员在场观察指导。

开始锻炼前做好充分的准备活动和运动后的放松练习。

第六节　糖尿病合并周围血管病变人群运动处方指导

一、运动目的

改善侧支循环与肌肉代谢功能，促进溃疡愈合，减少缺血性疼痛。

二、运动方式

非负重的有氧运动结合抗阻训练。

三、推荐运动项目

有氧运动推荐游泳、自行车、太极拳、间歇性步行。

抗阻运动推荐无负重或小负荷抗阻训练。

四、运动时间

每次有氧运动的时间在 30 分钟以内，以无不适感为度。

抗阻运动每次 8～10 个动作，每个动作 2～3 组，每组 8～10 次。建议持续 30～60 分钟。

五、运动强度

有氧运动为中等运动强度，靶心率为最大心率的 60%～70%。

抗阻运动强度为 15～20RM，RPE 保持在 8～10。

六、运动频率

有氧运动每周练 3 次，抗阻运动每周练 2 次。

七、注意事项

每天检查下肢与脚部，观察是否有变色、破损，触碰脉搏是否有消失等症状。

保持脚部清洁干燥，选择舒适的鞋子和袜子。

避免经常做维持平衡的运动。

第七节　糖尿病合并脂代谢异常人群运动处方指导

一、运动目的

降低平均血浆胆固醇和甘油三酯水平，增加高密度脂蛋白含量，控制体重。

二、运动方式

以有氧运动为主，抗阻运动与柔韧训练为辅。

三、推荐运动项目

有氧运动推荐中速步行、慢跑、游泳、跳绳等。

抗阻运动推荐弹力带或哑铃运动等全身训练动作。

柔韧训练推荐大肌肉群的静态拉伸。

四、运动时间

每次有氧运动的时间建议为 30～60 分钟，但为了减重，可根据自身情况，适当延长运动时间，如 50～60 分钟甚至更长。

抗阻运动每次 8～10 个动作，每个动作 2～3 组，每组 8～16 次，时间为 10～15 分钟。

柔韧训练每次 8～10 个动作，每个动作 10～30 秒。

五、运动强度

中等强度逐步增加至大强度，靶心率从最大心率的 60% 逐步增至 75%。抗阻运动强度为 12～15RM，RPE 保持在 8～10。

六、运动频率

初期每周至少进行 5 次有氧运动，逐渐发展至每天进行有氧运动。抗阻运动与柔韧训练至少每周进行 2 次。

七、注意事项

服用降脂药物可能导致肌肉损伤，肌肉出现无力或酸痛现象。

家族性高胆固醇血症患者应严格限制食物中的胆固醇和脂肪酸摄入量。

糖尿病合并脂代谢异常人群坚持药物治疗与运动干预同时进行，注意戒烟。

第八节　糖尿病合并自主神经病变人群运动处方指导

一、运动目的

促进神经再生与修复，减轻神经病变症状，增强神经保护机制。

二、运动方式

以有氧运动为主，抗阻运动为辅。

三、推荐运动项目

有氧运动以快走、慢跑、自行车为主，辅以太极拳、八段锦等运动项目。抗阻运动推荐渐进式弹力带运动。

四、运动时间

初期进行有氧运动时，建议每次 20～30 分钟，中后期逐渐增加至每次 30～40 分钟，最佳心率持续或累计 15～20 分钟。

抗阻运动每次 8～10 个动作，每个动作 1～2 组，每组 8～10 次。

五、运动强度

有氧运动为中等强度，靶心率为最大心率的 55%～75%，抗阻运动的强度为 10～15RM，RPE 保持在 10～12。

六、运动频率

有氧运动每周 3 次，抗阻运动每周 2 次。

七、注意事项

剧烈运动初期易发生低血压或高血压，建议延长热身活动时间，至少需要10分钟。

该人群可能存在体温调节异常的症状，应避免高温和寒冷天气时在室外运动。

运动中容易脱水，注意补水。

穿合适的鞋子与裤子，注意防止小腿与脚的损伤。

第九节　糖尿病合并糖尿病肾病人群运动处方指导

一、运动目的

提升机体的代谢能力，促进代谢废物的排泄，减少肾脏中代谢废物的积累、降低肾脏受损的风险。另外，促进血液循环，提高肾脏的血液灌注量，有助于增强肾脏的排泄功能。

二、运动方式

以低到中等强度有氧运动为主，抗阻运动与柔韧训练为辅。

三、推荐运动项目

有氧运动推荐间歇快走、游泳和球类运动。

抗阻运动推荐自由负重抗阻，可以使用灌满水的水瓶或沙袋。

柔韧训练可参考部分瑜伽动作，简单拉伸。

四、运动时间

每天进行 20～60 分钟的有氧运动，若不能耐受，则可以进行每次 3～5 分钟的间歇训练，每天累计运动 20～60 分钟。

抗阻运动选择 8～10 个动作，每组 10～15 次，至少进行 1 组。

柔韧运动选择 8～10 个动作，每个动作 10～30 秒，重复 2～4 次。

五、运动强度

有氧运动为中强度，靶心率为最大心率的 60%～70%。

抗阻运动的强度为 8～12RM，RPE 保持在 11～13，柔韧训练以肌肉产生轻微拉伸感为佳。

六、运动频率

有氧运动建议一周 3 次，抗阻运动与柔韧训练至少一周 2 次。

七、注意事项

如需要透析，透析当天减少运动。若想要运动应选择在治疗前半段进行，避免发生低血压。

患者应避免用患动静脉瘘的手臂进行运动。

CHAPTER 05

第五章

糖尿病前期、糖尿病及其合并症人群营养处方指导

第一节　糖尿病前期、糖尿病人群营养处方指导

一、营养治疗原则

（1）根据自身情况，饮食计划个体化。个体化的饮食计划应该包括食物选择的优化，尽量做到平衡膳食，使各种营养素合理摄入。

（2）合理控制热量摄入，达到或维持标准体重。能量摄入对于成人以能够达到或维持理想体重为标准；对于儿童青少年则以保持正常生长发育为标准；妊娠期糖尿病则需要同时保证胎儿与母体的营养需求。一般按照每人每天25～30kcal/kg计算推荐能量摄入。

（3）一日至少三餐，并尽量做到少食多餐，每餐应定时定量。

二、推荐营养素摄入量

（1）适当控制碳水化合物摄入，但不宜控制过严。主食控制过严虽然对降低血糖有帮助，但可能对血脂代谢有不利影响。推荐每日碳水化合物供能占比为45%～60%。

（2）摄入适量的蛋白质。蛋白质是构成人体组织、修复更新组织及调节生

理功能等所需的重要营养素。对肾功能正常的糖尿病患者，推荐蛋白质的适宜摄入量在总能量的15%～20%。

（3）控制脂肪和胆固醇的摄入，将脂肪总量占供能比控制在30%以下。限制膳食胆固醇摄入有助于控制血胆固醇水平，建议将膳食胆固醇摄入限制在300毫克/天以内。

（4）可以适当多饮水，每天饮水量推荐在2000毫升左右，根据体重可以适当增减，推荐少量多次饮水，不要一次喝水过多。

（5）适量补充膳食纤维。膳食纤维有助于糖尿病患者控制血糖。豆类、富含纤维的谷物类、水果、蔬菜和全麦食物均为膳食纤维的良好来源。糖尿病患者膳食纤维的摄入量可高于健康成年人推荐摄入量，推荐25～30克/天或10～14克/1000千卡。

（6）维生素及无机盐供给量应满足机体需要，它们是调节生理功能不可缺少的营养素。

三、建议一日食物内容及数量（指食物生重）

以1600千卡热量为例（表5-1）。

表5-1　一日食物内容及数量

食物内容	主食/克	肉类/克	鸡蛋/克	牛奶/毫升	蔬菜/克	烹调油/克
数量	250	150	60	250	500～750	30

四、注意事项

（1）总能量不宜控制过严。一方面要求符合中国居民膳食推荐摄入量，满足营养需求，防止营养不良；另一方面需要控制相应的能量摄入，以期达到良好的体重及代谢控制。

（2）2 型糖尿病人群中，摄入蛋白质不易引起血糖升高，但可增加胰岛素反应，所以纯蛋白质食品（如牛奶）不能用于急性低血糖发生时或预防夜间低血糖。

（3）糖尿病人群的饮食除限制甜食摄入量外，其他应和正常人一样，要尽量做到食品多样化，使之符合平衡膳食的要求。

（4）使用胰岛素治疗的病人及易出现低血糖的病人两餐之间应有加餐，但不增加食物总量。

五、食谱举例（指食物生重）

一周食谱如表 5–2 和表 5–3 所示。

表 5–2　周一到周五食谱

早餐	午餐	晚餐
牛奶（250 克）	米饭（大米 75 克，小米 25 克）	馒头（面粉 75 克）
小包子（面粉 75 克，牛肉 50 克，芹菜 150 克）	清蒸丸子（瘦肉 75 克，鲜香菇 25 克，胡萝卜 25 克，海米 5 克）	炒韭菜肉丝（瘦肉 25 克，韭菜 100 克）
鸡蛋 1 个	鱼香菜心（油菜心 300 克）	口蘑烧白菜（口蘑 50 克，白菜 200 克）
西红柿 150 克		
全天烹调用油 30 克，食盐 6 克		

表 5–3　周末食谱

早餐	午餐	晚餐
牛奶（250 克）	米饭（大米 100 克）	拌荞麦面条（荞麦挂面 75 克）
花卷（面粉 75 克）	排骨炖冬瓜（排骨 100 克，冬瓜 150 克）	炒肉末茄丁（瘦肉 50 克，茄子 100 克，青椒 50 克）
茶叶蛋 1 个	鱼香扁豆丝（扁豆角 150 克）	椒油笋丝（莴笋 150 克）
炝双耳瓜片（黑木耳 10 克，银耳 15 克，黄瓜 100 克）		
全天烹调用油 30 克，食盐 6 克		

05

学会使用食物交换份：凡能产生90千卡热量的食物即为一个食物交换份，相当于米面25克、绿叶蔬菜500克、牛奶160毫升、瘦肉50克等。该方法是将食物按照来源、性质分成七大类：谷薯类、蔬菜类、水果类、大豆类、肉鱼蛋类、乳类和油脂类（表5-4）。

食物交换份的应用原则：在控制饮食热量的前提下，糖尿病人群应该尽量做到食物种类多样化，遵循平衡膳食的原则，保证营养摄入全面。使用食物交换份时，同种类食物可以交换，如25克大米和25克面粉可以交换。不提倡不同类别间互换，如肉类替换主食。

表5-4 食物交换方法

谷薯类	肉鱼蛋类	乳类/大豆类	水果类	蔬菜类	油脂类
25克大米、小米、糯米	50克瘦肉	160毫升牛奶	200克梨、桃、苹果、橘子、橙子、猕猴桃、葡萄	500克绿叶（或茎类）蔬菜	15克花生米
25克面粉、玉米面、燕麦片	80克鱼、虾肉	20克奶粉	150克香蕉、鲜荔枝	400克白萝卜、青椒、冬笋	15克核桃仁
100克马铃薯	50克豆腐丝（干）	25克乳酪	500克西瓜	350克南瓜、菜花	10毫升花生油
200克鲜玉米（带芯）	100克北豆腐	130毫升无糖酸奶	300克草莓	250克鲜豇豆、蒜苗、扁豆、洋葱	
	150克南豆腐	400毫升豆浆		200克胡萝卜	
	1个鸡蛋（60克左右）			150克山药、荸荠、藕、土豆	

第二节　糖尿病合并高血压人群营养处方指导

一、营养治疗原则

平衡膳食的同时限制能量摄入，维持健康体重。适当地减少能量摄入有利于收缩压、舒张压及低密度脂蛋白胆固醇（LDL–C）的降低。体重超重和肥胖者，应根据标准体重，按 20～25kcal/kg（1kcal=4.184kJ）计算每天总能量，或通过膳食调查评估，在目前摄入量的基础上减少 500～1000kcal/d。

二、营养摄入量推荐

（1）三大营养素供能比例为蛋白质占 10%～15%，脂肪占 20%～30%，碳水化合物占 55%～60%。

（2）控制饮食中饱和脂肪酸的摄入，严格控制反式脂肪酸的摄入。饱和脂肪酸的摄入量应当占全部脂肪摄入量的 10% 以下，或全天总能量的 7% 以下。严格控制反式脂肪酸摄入量，每天进食约 500 克的蔬菜、水果，包括绿叶菜、十字花科蔬菜、豆类等，有利于防治高血压等心血管疾病。

（3）保证矿物质和纤维素的摄入。适当增加钾摄入量，建议每天摄入 3.5～4.7 克，最好从天然食物中摄取。摄入足量的钙和镁，推荐饮用牛奶、食用蔬菜和水果。每天从蔬菜水果和全谷类食物中获取足量膳食纤维（其中 7～13 克为水溶性膳食纤维）。

三、建议一日食物内容及数量（指食物生重）

以 1500 千卡热量为例（表 5–5）。

表 5–5　一日食物内容及数量

食物内容	主食 / 克	瘦肉类 / 克	鸡蛋 / 克	牛奶 / 毫升	蔬菜 / 克	烹调油 / 克
数量	225	150	60	250	500～750	25

四、注意事项

（1）避免吃钠含量高的食物，少吃腌制品、熏干制品、咸菜等。严格控制钠盐，每日食盐摄入量不应该超过 5 克，有助于控制血压。同时，也不能过多摄入酱油和黄酱（20 毫升酱油含有约 3 克食盐量，10 克黄酱含 1.5 克食盐量）。

（2）限制饮酒，尽量少喝或不喝。

五、食谱举例（指食物生重）

一周食谱如表 5–6 和表 5–7 所示。

表 5–6　周一到周五食谱

早餐	午餐	晚餐
牛奶 250 克	发糕（面粉 75 克，玉米面 25 克）	馒头（面粉 75 克）
无糖面包（面粉 50 克）	焖带鱼胡萝卜（带鱼 80 克 = 瘦肉 50 克，胡萝卜 25 克）	豌豆苗炒肉（瘦肉 25 克，豌豆苗 150 克）
蚝油生菜（生菜 150 克）	油菜炒肉（油菜 250 克，猪肉 25 克）	炒豆腐丝青椒丝（豆腐丝 50 克 = 瘦肉 50 克，青椒 150 克）
全天烹调用油 25 克，食盐 5 克		

表 5–7　周末食谱

早餐	午餐	晚餐
牛奶煮麦片（牛奶 250 克，燕麦片 25 克）	发糕（面粉 75 克，玉米面 25 克）	家常烙饼（面粉 75 克）
馒头（面粉 50 克）	焖带鱼胡萝卜（带鱼 80 克 = 瘦肉 50 克，胡萝卜 25 克）	氽鸡丸冬瓜（鸡脯肉 75 克，冬瓜 100 克）

续表

早餐	午餐	晚餐
鸡蛋（60克）	油菜炒肉（油菜250克，猪肉25克）	炒茄片青椒（茄子150克，青椒25克）
全天烹调用油25克，食盐5克		

第三节　糖尿病合并肥胖人群营养处方指导

一、营养治疗原则

控制饮食总热量。根据标准体重，按20～25kcal/kg（1kcal=4.184kJ）计算每天总能量，或通过膳食调查评估，在目前摄入量的基础上减少500～1000kcal/d，应减轻5%～10%的体重。

二、推荐营养素摄入量

（1）脂肪供能占总能量的20%～30%为宜，过低或过高都会导致膳食模式不平衡。

（2）对肾功能正常的糖尿病人群，蛋白质的适宜摄入量占总能量的15%～20%。保证充足的优质蛋白就能在减重过程中维持氮平衡，具有降低心血管疾病风险、增加骨矿物质含量等作用。大豆蛋白的减脂作用优于酪蛋白，且其降低血液中总胆固醇和LDL-C的作用也更明显。

（3）碳水化合物供能占总能量的40%～55%为宜，过高或过低都将导致膳食模式不平衡。

（4）保证膳食纤维的摄入量为25～30g/d，增加蔬菜、水果、燕麦等富含膳食纤维食物的摄入量可增强减重效果。

（5）每日所需的水大约为2500毫升，健康人群维生素C的每日推荐摄入量为 60 毫克，糖尿病患者可以补充 100～500 毫克的维生素。

三、建议一日食物内容及数量（指食物生重）

以 1300 千卡热量为例（表 5-8）。

表 5-8　一日食物内容及数量

食物内容	主食 / 克	瘦肉类 / 克	鸡蛋 / 克	牛奶 / 毫升	蔬菜 / 克	烹调油 / 克
数量	175	150	60	250	500～750	20

四、注意事项

（1）严格限制简单糖（单糖、双糖）食物或饮料的摄入量。

（2）适当补充维生素 D 制剂和钙，可增强减重效果。

五、食谱举例（指食物生重）

一周食物如表 5-9 和表 5-10 所示。

表 5-9　周一到周五食谱

早餐	午餐	晚餐
牛奶煮麦片（牛奶 250 克，燕麦片 25 克）	二米饭（大米 60 克，小米 15 克）	馒头（面粉 50 克）
无糖面包（面粉 75 克）	青椒丝炒肉（瘦肉 50 克，青椒 150 克）	肉片焖茄子（瘦肉 50 克，茄子 150 克）
鸡蛋 60 克	冬瓜虾仁（鲜虾仁 80 克 = 瘦肉 50 克，冬瓜 100 克）	炒素什锦（黄瓜 50 克，洋葱 50 克，胡萝卜 50 克）
拌莴笋片（莴笋 100 克）		
加餐：苹果（100 克）； 全天烹调用油 20 克，食盐 6 克		

表 5–10　周末食谱

早餐	午餐	晚餐
牛奶 250 克	米饭（大米 75 克）	馒头（面粉 50 克）
面包（面粉 50 克）	米饭（大米 75 克）	盐水虾（竹节虾 80 克，瘦肉 50 克）
鸡蛋 60 克		
浇汁小白菜叶	鸡胸肉拌菠菜（鸡胸肉 100 克，菠菜 100 克）	炒生菜（生菜 250 克）
拌海带丝（海带 100 克）		
加餐：桃子（200 克）； 全天烹调用油 20 克，食盐 6 克		

第四节　糖尿病合并冠心病人群营养处方指导

一、营养治疗原则

（1）食物多样化，粗细搭配，平衡膳食。

（2）按 20～25kcal/kg（1kcal=4.184kJ）计算每天总能量，或通过膳食调查评估，在目前摄入量的基础上减少 500～1000kcal/d。

（3）总能量摄入与身体活动要平衡。保持健康体重，BMI 在 18.5～24.0kg/m^2 为宜。

二、推荐营养素摄入量

（1）低脂肪、低饱和脂肪膳食。膳食中脂肪提供的能量不超过总能量的 30%，其中饱和脂肪酸不超过总能量的 10%，每日烹调油用量控制在 20～30 克。

（2）摄入适量的单不饱和脂肪酸，以占总能量的 10%左右为宜。适量选择富含油酸的茶油、玉米油、橄榄油、米糠油等烹调用油。

（3）低胆固醇饮食。胆固醇摄入量不应超过 300mg/d。限制富含胆固醇的动物性食物摄入量，如肥肉、动物内脏、鱼子、鱿鱼、墨鱼、蛋黄等。富含胆固醇的食物同时也多富含饱和脂肪，选择食物时应一并加以考虑。

（4）蛋白质营养素摄入量：肾功能正常者每天的蛋白质摄入量通常为 1g/kg（体重）；肾功能保障者应减少蛋白质的摄入量，建议采取低蛋白质或优质正常蛋白饮食，摄入量通常为 0.8g/kg（体重）。如果肾功能不全，蛋白质摄入量应进一步降低至 0.6g/kg（体重）。

三、建议一日食物内容及数量（指食物生重）

以 1600 千卡为例（表 5–11）。

表 5–11　一日食物内容及数量

食物内容	主食 / 克	瘦肉类 / 克	鸡蛋 / 克	牛奶 / 毫升	蔬菜 / 克	烹调油 / 克
数量	250	150	60	250	500～750	30

四、注意事项

（1）完全戒烟且避免吸入二手烟，有利于预防动脉粥样硬化性心血管疾病（ASCVD），并升高高密度脂蛋白胆固醇（HDL–C）水平。吸烟者可以选择戒烟门诊、戒烟热线咨询以及药物协助戒烟。

（2）适量饮酒应因人而异，并取得医师的同意。不饮酒者，不建议适量饮酒。如有饮酒习惯，建议男性每天的饮酒量（酒精）不超过 25 克，相当于 50 度白酒 50 毫升，或 38 度白酒 75 毫升，或葡萄酒 250 毫升，或啤酒 750 毫升。女性减半。

（3）少量多餐，避免过饱，忌浓茶。

（4）限盐。每天摄入食盐不超过 6 克，包括味精、防腐剂、酱菜、调味品

05

中的食盐，提倡食用高钾低钠盐（肾功能不全者慎用）。

（5）经常摄入有降脂作用的食物，如各种粗杂粮（小米、高粱米、燕麦片、燕麦米、荞麦米、荞麦面、玉米），各种新鲜蔬菜、食用菌、海藻类、鱼、虾、脱脂牛奶、瘦肉、豆类及其制品等。

（6）忌用动物油脂和高胆固醇类食物（动物肝脏、脑、肾、蛋黄、鱼子、蟹黄、肥肉、油炸食品、辛辣刺激食品及各种肉汤等）。

五、食谱举例（指食物生重）

一周食谱如表 5–12 和表 5–13 所示。

表 5–12　周一到周五食谱

早餐	午餐	晚餐
脱脂牛奶（250 克）	大麦米饭（大米 75 克，大麦米 25 克）	馒头（面粉 75 克）
馒头（面粉 75 克）	木耳蒸瘦肉（水发木耳 200 克，瘦肉 75 克）	炝虾仁（鲜虾仁 80 克 = 瘦肉 50 克）
鸡蛋 60 克	扒冬瓜条（冬瓜 250 克）	炒素什锦（黄瓜 50 克，洋葱 50 克，胡萝卜 50 克）
炝芹菜豆腐丝（芹菜 200 克，豆腐丝 25 克 = 瘦肉 25 克）		
加餐：蓝莓（200 克）； 全天烹调用油 30 克，食盐 5 克		

表 5–13　周末食谱

早餐	午餐	晚餐
牛奶煮麦片（牛奶 250 克，燕麦片 25 克）	米饭（大米 100 克）	发糕（面粉 75 克，玉米面 25 克）
面包（面粉 50 克）	海参豆腐（海参 50 克，北豆腐 100 克）	滑熘鸡片油菜梗（鸡脯肉 100 克，油菜梗 50 克）

续表

早餐	午餐	晚餐
鸡蛋 60 克	蒜香空心菜（空心菜 250 克）	炒素什锦（黄瓜 50 克，洋葱 50 克，胡萝卜 50 克）
炝青椒丝（青椒 150 克）		拌绿豆芽胡萝卜（绿豆芽 150 克，胡萝卜 50 克）
加餐：桃子（200 克）； 全天烹调用油 30 克，食盐 5 克		

第五节　糖尿病合并周围血管病变人群营养处方指导

一、营养治疗原则

（1）遵循糖尿病营养治疗原则，在适宜的能量范围内，注意饮食营养的合理搭配，保证优质蛋白质的摄入。

（2）严格控制血糖是预防本病发生发展的首要措施。

二、推荐营养素摄入量

（1）每日应保证摄入 500 克以上的新鲜蔬菜。因多数蔬菜具有低热量、高容积的性质，含碳水化合物较低的蔬菜类（如西红柿、黄瓜、大白菜等）还可以作为加餐，增加饱腹感。

（2）补充维生素和无机盐制剂，可通过食用莜麦面、荞麦面、燕麦、玉米面等获得，其含有多种微量元素、B 族维生素和膳食纤维，具有延缓血糖升高的作用。

（3）肾功能正常的人群蛋白质摄入量占总能量的 15%～20%，优质蛋白质摄入超总蛋白质摄入量的 50%。

三、建议一日食物内容及数量（指食物生重）

以 1800 千卡热量为例（表 5-14）。

表 5-14　一日食物内容及数量

食物内容	主食 / 克	瘦肉类 / 克	鸡蛋 / 克	牛奶 / 毫升	蔬菜 / 克	烹调油 / 克
数量	275	200	60	250	500	30

四、注意事项

（1）避免吃辛辣刺激的食物。

（2）减少摄入脂肪含量高的食物。建议食用大豆及其制品类食物，大豆及其制品类富含蛋白质、矿物质和维生素，此外豆油中还含有较多的不饱和脂肪酸，具有降低血清胆固醇和甘油三酯的作用。

五、食谱举例（指食物生重）

一周食谱如表 5-15 和表 5-16 所示。

表 5-15　周一到周五食谱

早餐	午餐	晚餐
牛奶（250 克）	大麦米饭（大米 75 克，大麦米 25 克）	馒头（面粉 100 克）
馒头（面粉 75 克）	木耳蒸瘦肉（水发木耳 200 克，瘦肉 75 克）	炝虾仁（鲜虾仁 80 克 = 瘦肉 50 克）
鸡蛋 60 克	扒冬瓜条（冬瓜 250 克）	炒素什锦（黄瓜 50 克，洋葱 50 克，胡萝卜 50 克）
豆腐炝芹菜干（芹菜 200 克，豆腐干 50 克 = 瘦肉 50 克）		
加餐：火龙果（100 克）； 全天烹调用油 30 克，食盐 6 克		

表 5-16　周末食谱

早餐	午餐	晚餐
牛奶（250 克）	二米饭（大米 80 克，小米 20 克）	馒头（面粉 100 克）
小包子（面粉 75 克，牛肉 25 克，胡萝卜 100 克）	焖平鱼（平鱼 160 克 = 瘦肉 100 克）	肉末雪菜炖豆腐（瘦肉 25 克，豆腐 100 克 = 瘦肉 50 克，雪里蕻 50 克）
鸡蛋 60 克	素炒菜花柿子（菜花 250 克，西红柿 50 克）	炒白菜丝（白菜 200 克）
卤瓜丁（黄瓜 100 克）		
加餐：山楂（100 克）； 全天烹调用油 30 克，食盐 6 克		

第六节　糖尿病合并脂代谢异常人群营养处方指导

一、营养治疗原则

（1）控制饮食总能量，超重和肥胖者应适当减轻体重。

（2）平衡膳食，多食用蔬菜，粗细粮搭配。

（3）针对目前主要的膳食问题进行干预。减少饱和脂肪、反式脂肪酸及总能量摄入，降低 LDL-C。

二、推荐营养素摄入量

（1）严格控制饱和脂肪的摄入，适量控制摄入精制碳水化合物（精白米面、糕点、糖果、含糖果汁等），保证蔬菜、水果的摄入量。

（2）碳水化合物以谷类（全谷物）和薯类为主，其中添加糖的摄入不应超过总能量的 10%（对于肥胖和高甘油三酯血症者要求比例更低）。

（3）应保证每日摄入膳食纤维 25～30 克。增加食物纤维摄入量，有利于胆固醇的排出。如食用粗杂粮、新鲜蔬菜类，同时多选用洋葱、大蒜、木耳、香菇、大豆及其制品等能降低胆固醇的食物。

（4）中度限制钠盐。盐的摄入量不超过 6g/d。

三、建议一日食物内容及数量（指食物生重）

以 1500 千卡为例（表 5–17）。

表 5–17　一日食物内容及数量

食物内容	主食 / 克	瘦肉类 / 克	鸡蛋 / 克	牛奶 / 毫升	蔬菜 / 克	烹调油 / 克
数量	225	150	60	250	500～750	25

四、注意事项

（1）控制食物中胆固醇和饱和脂肪酸的摄入量，食用油应以植物油为主，每人每天用量以 25～30 克为宜。

（2）推荐低能量、低脂肪、低盐等健康均衡的膳食，避免饮用含糖饮料，减少甜食摄入；优先选择不饱和脂肪，如橄榄油、坚果、鱼类等，减少饱和脂肪和反式脂肪的摄入；控制总热量摄入，注意控制饮食总热量，避免高热量、高糖分的食物；增加膳食纤维，多吃全谷物、蔬菜和水果，促进肠道健康，改善血糖和脂肪代谢。对于甘油三酯升高的患者，应减少每天摄入脂肪的总量，减少烹调油的用量。对于胆固醇升高的个体，应减少膳食胆固醇的摄入，同时要增加膳食纤维及植物固醇的摄入。

（3）定期检查血脂，监测血脂水平，尤其是甘油三酯和胆固醇，将其保持在合理范围内。定期检查血糖水平，确保在控制范围之内。

（4）遵医嘱用药：根据医生建议，按时服用降糖药物和降脂药物。

定期复诊：定期与医生沟通，调整治疗方案。

五、食谱举例（指食物生重）

一周食谱如表 5–18 和表 5–19 所示。

表 5–18　周一到周五食谱

早餐	午餐	晚餐
牛奶（250 克）	米饭（大米 100 克）	打卤面（挂面 75 克，瘦肉 50 克，金针菇 25 克，木耳 5 克）
馒头（面粉 75 克）	清蒸鲫鱼（鲫鱼 80 克 = 瘦肉 50 克）	黄瓜拌香菜（黄瓜 100 克，香菜 50 克）
鸡蛋（60 克） 炝西蓝花（西蓝花 150 克）	菠菜豆腐汤（菠菜 150 克，北豆腐 100 克 = 瘦肉 50 克）	炒素什锦（黄瓜 50 克，洋葱 50 克，胡萝卜 50 克）
加餐：苹果（100 克）； 全天烹调用油 25 克，食盐 6 克		

表 5–19　周末食谱

早餐	午餐	晚餐
脱脂牛奶（250 克）	荞麦米饭（大米 75 克，荞麦米 25 克）	黑馒头（面粉 25 克，黑米面 25 克）
馒头（面粉 50 克）	扒鸭肉（鸭瘦肉 75 克）	黄瓜鸡丁（鸡脯肉 75 克，黄瓜 100 克）
茶叶蛋 1 个（60 克） 洋葱拌西红柿（西红柿 200 克，洋葱 50 克）	素炒油麦菜（油麦菜 250 克）	蚝油生菜（生菜 200 克）
加餐：苹果（100 克）； 全天烹调用油 25 克，食盐 6 克		

05

第七节　糖尿病合并自主神经病变人群营养处方指导

一、营养治疗原则

遵循糖尿病饮食治疗原则，在控制总能量的基础上，摄入适量的碳水化合物、蛋白质及脂肪。

（1）防治糖尿病合并自主神经病变最重要的是控制血糖、血压、血脂在正常范围内。

（2）戒烟、限酒对糖尿病合并自主神经病变的防治也很重要。

二、推荐营养素摄入量

（1）摄入充足的膳食纤维和维生素，注意补充 B 族维生素（包括维生素 B_1、维生素 B_2、维生素 PP、维生素 B_{12} 等）。维生素 B_1 含量丰富的食物有动物内脏、肉类及粗加工的粮谷类。维生素 B_2 含量较高的食物有动物内脏、蛋类和奶等。维生素 PP 的食物来源包括肉类、鱼类、谷物（主要存在于麸皮中）和酵母等。维生素 B_{12} 在动物性食物如肉类、内脏中含量丰富。

（2）低脂饮食，控制饮食中饱和脂肪酸和反式脂肪酸的摄入。饱和脂肪酸的摄入量应当占全部脂肪摄入的 10% 以下，或全天总能量的 7% 以下。反式脂肪酸不利于心血管健康，摄入量应当少于总能量的 1%。应少吃或不吃肥肉、人造黄油、奶油点心等。

三、建议一日食物内容及数量（指食物生重）

以 1700 千卡热量为例（表 5-20）。

表 5–20　一日食物内容及数量

食物内容	主食 / 克	瘦肉类 / 克	鸡蛋 / 克	牛奶 / 毫升	蔬菜 / 克	烹调油 / 克
数量	275	150	60	250	500～750	30

四、注意事项

避免血糖在短期内波动幅度过大。

五、食谱举例（指食物生重）

一周食谱如表 5–21 和表 5–22 所示。

表 5–21　周一到周五食谱

早餐	午餐	晚餐
脱脂牛奶（250 克）	大麦米饭（大米 75 克，大麦米 25 克）	馒头（面粉 100 克）
馒头（面粉 75 克）	木耳蒸瘦肉（水发木耳 200 克，瘦肉 75 克）	炝虾仁（鲜虾仁 80 克 = 瘦肉 50 克）
鸡蛋（60 克）	扒冬瓜条（冬瓜 250 克）	炒素什锦（黄瓜 50 克，洋葱 50 克，胡萝卜 50 克）
腐竹炝芹菜（芹菜 200 克，水发腐竹 50 克 = 瘦肉 50 克）		
加餐：蓝莓（200 克）； 全天烹调用油 30 克，食盐 5 克		

表 5–22　周末食谱

早餐	午餐	晚餐
牛奶（250 克）	二米饭（大米 80 克，小米 20 克）	馒头（面粉 100 克）
小包子（面粉 75 克，牛肉 25 克，胡萝卜 100 克）	焖平鱼（平鱼 160 克 = 瘦肉 100 克）	肉末雪菜炖豆腐（瘦肉 25 克，豆腐 100 克 = 瘦肉 50 克，雪里蕻 50 克）

续表

早餐	午餐	晚餐
鸡蛋 60 克	素炒菜花柿子（菜花 250 克，西红柿 50 克）	炒白菜丝（白菜 200 克）
卤瓜丁（黄瓜 100 克）		
加餐：苹果（100 克）； 全天烹调用油 30 克，食盐 5 克		

第八节　糖尿病合并糖尿病肾病人群营养处方指导

一、营养治疗原则

实施低蛋白饮食治疗方案，能量摄入应基本与非糖尿病肾病者相似（30～35kcal/kg）。但是，肥胖患者需适当限制能量（可减少 250～500kcal/d），直至达到理想体重。

二、推荐营养素摄入量

（1）蛋白的质和量对肾功能有影响，以白肉（鱼和鸡肉类）、蔬菜和奶类为主要来源的低蛋白质饮食，有改善蛋白尿的作用。采用低蛋白饮食配合 α-酮酸制剂能够延缓肾功能损害的进程，减少蛋白尿，改善营养状况，还有助于调节钙磷代谢、减轻氮质血症及代谢性酸中毒，并能减轻胰岛素抵抗、改善高胰岛素血症及提高能量生成率。

（2）若出现显性蛋白尿可适量限制饮食蛋白，推荐蛋白摄入量为 0.8g/（kg·d）。

（3）严格或极低蛋白饮食存在蛋白质能量营养不良的风险，应考虑其施行的安全性，或在营养（医）师的监测和指导下进行。

（4）糖尿病合并糖尿病肾病人群推荐膳食中脂肪摄入量：总脂肪供能比低于30%，饱和脂肪低于10%，胆固醇低于200mg/d。

三、建议一日食物内容及数量（指食物生重）

低蛋白饮食，以1450千卡为例（表5-23）。

表5-23 一日食物内容及数量

食物内容	主食/克	瘦肉类/克	鸡蛋/克	牛奶/毫升	蔬菜/克	烹调油/克
数量	225	75	60	250	500～750	30

四、注意事项

（1）糖尿病合并糖尿病肾病人群应注重整体膳食结构，这比单纯强调个别营养素作用更为关键。

（2）应在限制蛋白质总量的前提下，尽量补充优质蛋白质，达到“低量高质”。所谓优质蛋白质是指必需氨基酸含量较高，且容易被人体消化、吸收、利用、合成自身蛋白质的蛋白质。动物性食物中的蛋白质含人体自身不能合成的必需氨基酸较多，更容易被人体吸收利用，因此在限制蛋白质的前提下要多选动物蛋白质，如鸡蛋、牛奶、鱼、瘦肉等；少吃来源于植物性食物的蛋白质，如谷类、豆类（大豆除外）、硬果类等。

（3）摄入适量大豆蛋白可改善总胆固醇、LDL-C和甘油三酯，从而改善炎性标志物C-反应蛋白（CRP），减轻蛋白尿症状。

（4）对于肥胖的糖尿病合并糖尿病肾病人群，合理的体重控制还可能降低肾移植的风险。透析患者能量摄取推荐量与非糖尿病透析患者相似：小于60岁的患者摄入35kcal/（kg·d），大于60岁的患者摄入30～35kcal/（kg·d）。

（5）透析患者蛋白质推荐量与非糖尿病透析患者相似：血液透析患者为

1.1～1.2g/（kg·d）；腹膜透析患者为1.2～1.3g/（kg·d）。

（6）可用食物有粗杂粮，如荞麦、燕麦片、玉米面、高粱米；优质蛋白，如牛奶、鸡蛋、鱼类、瘦肉；新鲜的蔬菜与水果等。

（7）不宜选用的食物有白糖、红糖、葡萄糖及糖制甜食（如糖果、糕点、果酱、蜜饯、冰激凌、甜饮料等），低血糖时例外。猪油、牛油、羊油、奶油、黄油等少用。富含胆固醇的蛋黄、肝、脑、肾等尽量不选用。

五、食谱举例（指食物生重）

一周食谱如表5-24和表5-25所示。

表5-24　周一到周五食谱

早餐	午餐	晚餐
牛奶250克	米饭（大米75克）	麦淀粉蒸饺（淀粉75克，面粉25克，鸡蛋1个，西葫芦150克）
无糖全麦面包（面粉50克）	肉末炒小白菜（瘦肉75克，小白菜150克）	拌海带丝（水发海带100克）
拌菠菜（菠菜150克）	口蘑烧冬瓜（口蘑20克，冬瓜150克）	
加餐：冲藕粉（藕粉25克）； 全天烹调用油30克，食盐4克		

表5-25　周末食谱

早餐	午餐	晚餐
麦淀粉面条卧鸡蛋（淀粉25克，鸡蛋1个，小白菜100克）	发糕（面粉75克，玉米面25克）	麦淀粉馅饼（面粉25克，淀粉50克，瘦肉末50克，角瓜200克）
无糖黑面包（黑面粉25克）	虾仁煨冬瓜（鲜虾仁40克=瘦肉25克，冬瓜150克）	肉末雪菜炖豆腐（瘦肉25克，豆腐100克=瘦肉50克，雪里蕻50克）
	素炒木耳（木耳100克）	
加餐：冲藕粉（藕粉25克）； 全天烹调用油30克，食盐4克		

CHAPTER 06

第六章

糖尿病前期、糖尿病及其合并症人群推荐的运动方式

第一节　居家健身指导

一、上肢

（一）二头弯举

动作描述：双手握住哑铃，手掌正对前方。保持上臂静止，肘关节保持固定，不要晃动。用肱二头肌的力量，缓慢地弯曲肘关节，将哑铃提起，靠向肩部。在最高点时，有意识地收缩肱二头肌，使其充分参与动作，并保持紧张状态。接着缓慢下放哑铃至起始姿势（图 6-1）。注意不要让肱二头肌完全伸直，保持肌肉的紧张感。

训练肌肉：肱二头肌、肱肌。

动作难度：★☆☆☆☆

降糖效果：★☆☆☆☆

训练量：每次 2～3 组，每组 8～15 次。

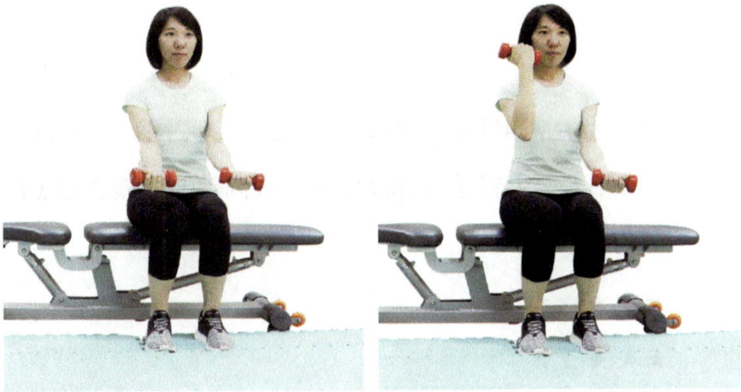

图 6–1

（二）哑铃侧平举

动作描述：两手掌心相对握住哑铃，背部保持挺直。两手持铃向两侧举起至双肩水平，肘部微屈，稍停，然后放下哑铃还原（图 6–2）。

训练肌肉：三角肌。

动作难度：★★☆☆☆

降糖效果：★★☆☆☆

训练量：每次 2～3 组，每组 8～15 次。

注：不建议肩关节疼痛人群练习。

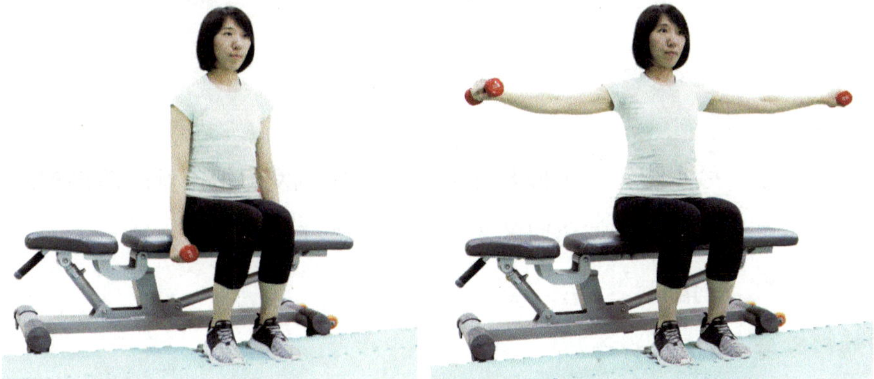

图 6–2

（三）弹力带侧平举

动作描述： 腰背挺直，单脚踩着弹力绳成弓步，双手握紧弹力带，三角肌发力带动双臂向侧上方抬起至上臂达肩部高度，在最高点时缓慢还原（图 6–3）。

训练肌肉： 三角肌。

动作难度： ★★★☆☆

降糖效果： ★★★☆☆

训练量： 每次 2～3 组，每组 8～12 次。

注：不建议肩关节疼痛人群练习。

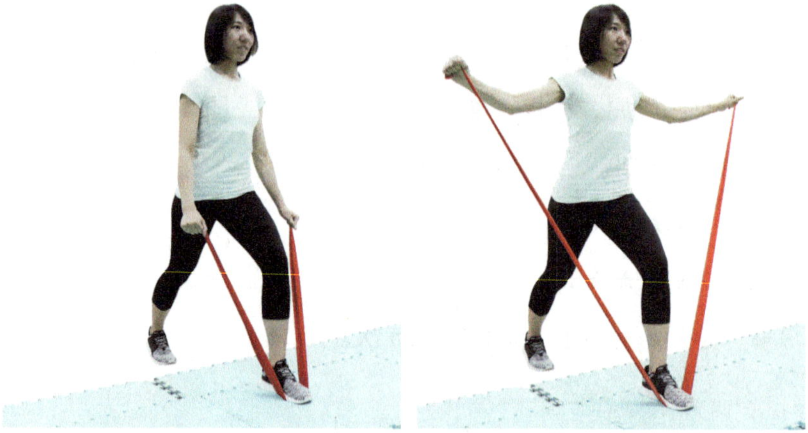

图 6–3

（四）弹力带前平举

动作描述： 弓步蹲，双手握紧弹力带，三角肌发力把上臂向前举到水平位置，在最高点的时候感受三角肌的收缩，再缓慢还原（图 6–4）。

训练肌肉： 三角肌。

动作难度： ★★★☆☆

降糖效果： ★★★☆☆

训练量：每次 2～3 组，每组 8～12 次。

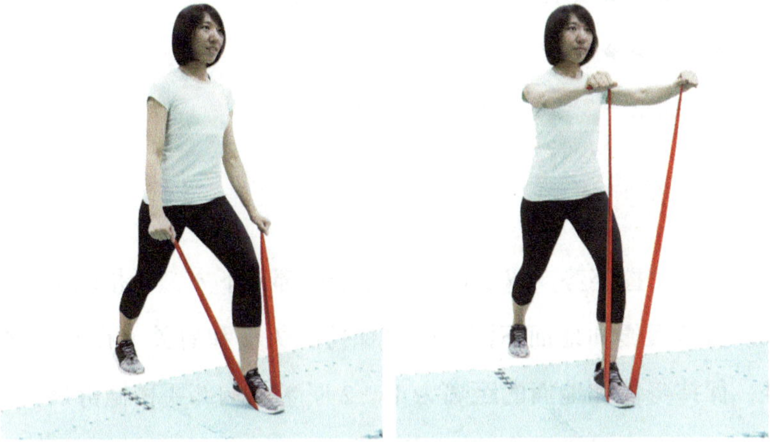

图 6-4

（五）弹力带俯身三头臂屈伸

动作描述：弓步蹲，手臂抬至略高于背部，双手握紧弹力带，前臂向后伸直，上臂固定在身体两侧，收缩肱三头肌、斜方肌、背阔肌，把弹力带向后拉，腹部核心收紧，背部保持伸直，在最高点时缓慢还原（图 6-5）。

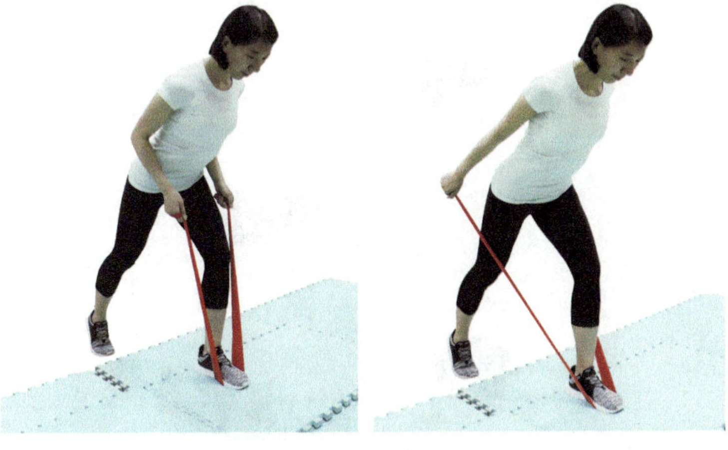

图 6-5

训练肌肉：肱三头肌、斜方肌、背阔肌。

动作难度：★★★☆☆

降糖效果：★★★☆☆

训练量：每次 2～3 组，每组 8～12 次。

（六）跪姿俯卧撑

动作描述：俯撑姿势，双手伸直支撑于肩部正下方，手指向前，身体保持一条直线。身体慢慢向地面下沉，同时保持腕关节和肩关节在同一水平线上。在最低处，保持身体和地面的距离为 1～2 厘米。胸部要稍微舒展开。推压地面，重回起始姿势。注意在推起过程中腰背挺直，核心收紧，不塌腰或撅臀（图 6–6）。

训练肌肉：胸肌、肱三头肌、腹肌、臀肌。

动作难度：★★★☆☆

降糖效果：★★★☆☆

训练量：每次 2～3 组，每组 8～12 次。

注：不建议肩关节疼痛及腰部不适人群练习。

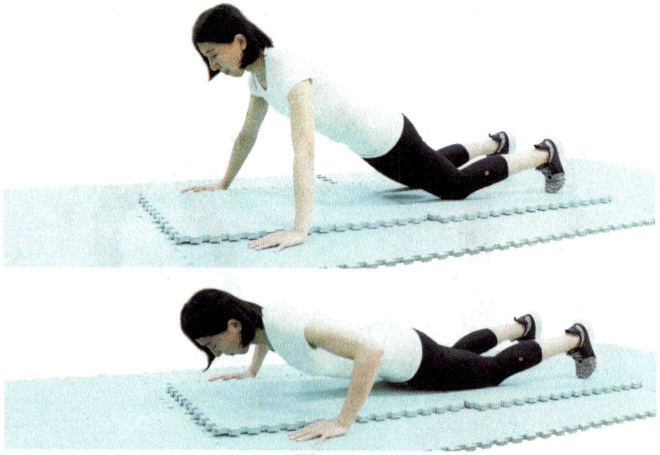

图 6–6

（七）俯卧撑

动作描述：两手撑地，手指自然分开，向前方或稍向内斜，两手距离与肩同宽。两臂要伸直，两腿后伸，脚趾着地。身体挺直，头部稍微仰起。屈臂时动作要和缓，保持肩部在手背的上方，两肘要比两肩高一些，全身平直，不要塌腰或撅臀。除手和脚趾外，身体任何部分不要和地面接触。两肘要向左右分开一些，不要靠近两肋，可以使呼吸从容，同时也容易做伸臂的动作。推起时，主要靠伸肘的力量。两臂用力要平均，升起时身体要保持挺直的姿势。腹部不要下沉，要挺胸抬头（图 6–7）。

训练肌肉：胸肌、肱三头肌、腹肌、臀肌。

动作难度：★★★★☆

降糖效果：★★★★☆

训练量：每次 2～3 组，每组 8～10 次。

注：不建议肩关节疼痛及腰部不适人群练习。

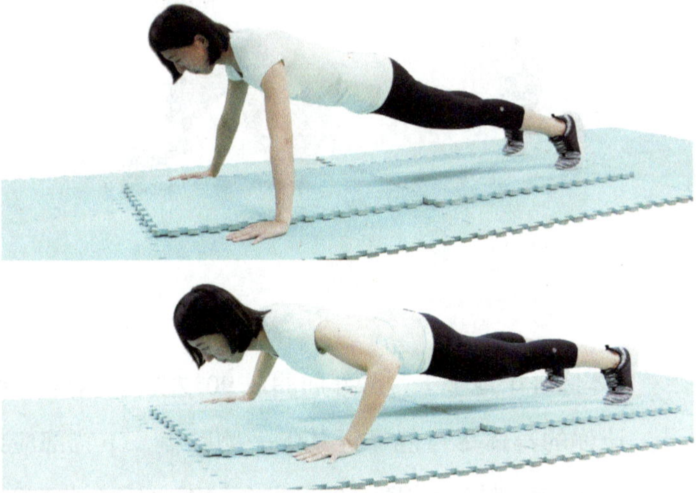

图 6–7

二、躯干

（一）卷腹

动作描述： 身体仰卧于地垫上，两臂在胸前交叉，膝部屈曲成 90° 左右，放松背肌和脊柱，脚平放在地上。利用腹直肌收缩的力量抬起上背部卷曲身体，下背部不离地。卷腹时维持 3 秒（图 6–8）。

训练肌肉： 腹直肌。

动作难度： ★★☆☆☆

降糖效果： ★★☆☆☆

训练量： 每次 2～3 组，每组 8～15 次。

06

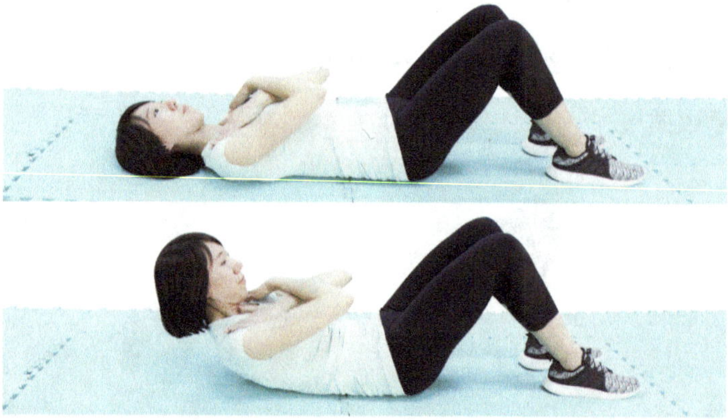

图 6–8

（二）转体卷腹

动作描述： 身体仰卧于地垫上，膝部屈曲成 90° 左右。两臂交叉放于胸前，向上弯曲躯干，让你的身体尽可能靠近其中一侧膝盖，下背部应始终紧贴地面。停顿 3 秒后放松，回到起始位置。确保完全躺下之后（背部和肩膀完全碰到垫子），再进行下一次靠近相反方向膝盖的卷腹（图 6–9）。

训练肌肉：腹直肌、腹内斜肌、腹外斜肌。

动作难度：★★☆☆☆

降糖效果：★★★☆☆

训练量：每次 2～3 组，每组 8～10 次。

注：不建议腰部不适人群练习。

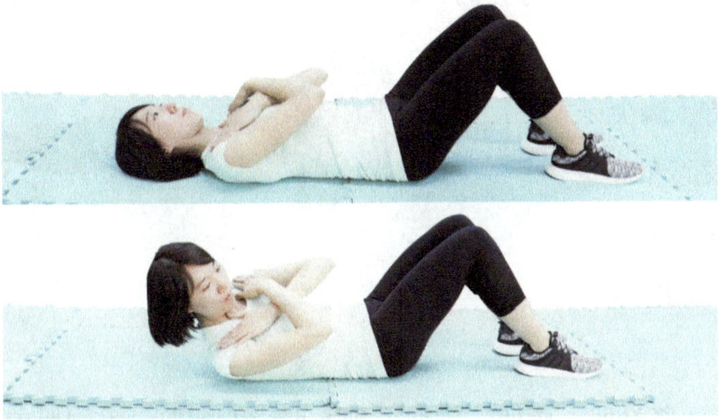

图 6-9

（三）背部伸展

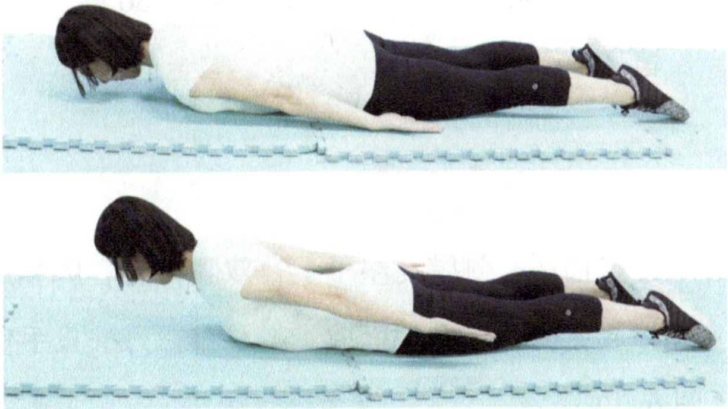

图 6-10

动作描述：俯卧位，脸部朝下。双臂以肩关节为支撑点，轻轻抬起，在手臂向上抬的同时轻轻抬头，双肩向后、向上收起。腰底部肌肉收缩，尽量让肋骨和腹部支撑身体，持续 3～5 秒，然后放松肌肉，四肢和头部回归原位，休息 3～5 秒再做（图 6-10）。

训练肌肉：竖脊肌、斜方肌、背阔肌。

动作难度：★★☆☆☆

降糖效果：★★★☆☆

训练量：每次 2～3 组，每组 8～15 次。

（四）平板支撑

动作描述：以标准姿势为例，俯卧姿势，双肘置于双肩下方，肘关节和肩关节与身体保持垂直，双腿伸直，脚尖着地。收紧核心和臀部，整个身体抬离地面，保持身体挺直（图 6–11）。

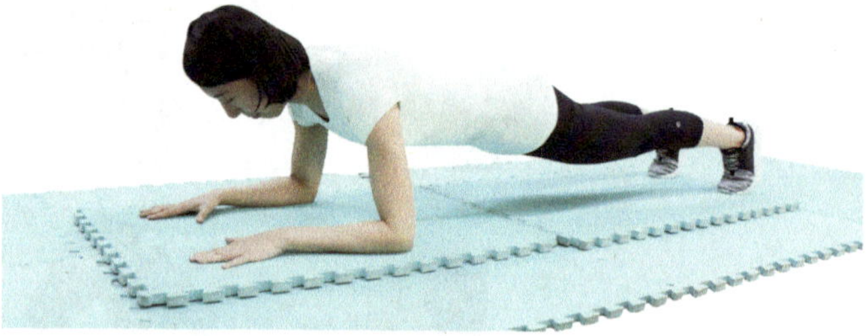

图 6–11

训练肌肉：竖脊肌、腹肌、臀肌、斜方肌、背阔肌、大腿肌前群及后群。

动作难度：★★★★☆

降糖效果：★★★☆☆

训练量：每次 2～3 组，每组 40～60 秒。

注：不建议肩关节疼痛及腰部不适人群练习。

（五）侧平板支撑

动作描述：侧躺在垫子上，双腿伸直，脚叠放，用手肘、前臂支撑地面把身体撑起，使身体和地面成 15° 左右。另一只手臂叉腰位于侧腹部，保持稳定（图 6–12）。

训练肌肉：竖脊肌、腹肌、臀肌、斜方肌、背阔肌、大腿肌前群及后群。

动作难度：★★★★☆

降糖效果：★★★☆☆

训练量：每次 2～3 组，每组 15～30 秒。

注：不建议肩关节疼痛及腰部不适人群练习。

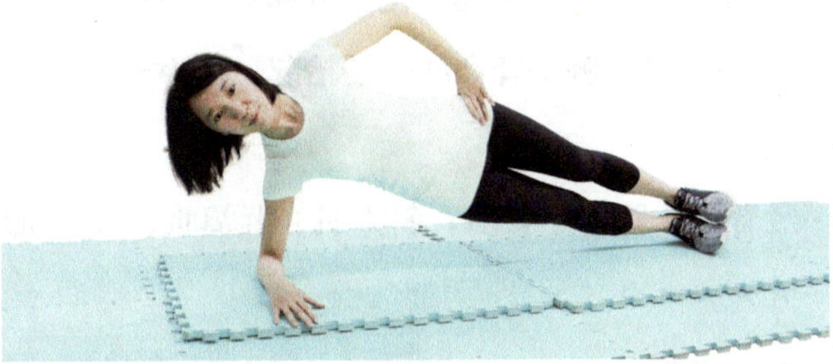

图 6-12

（六）俯卧对侧伸展

动作描述：俯卧位，在瑜伽垫上抬起一侧手臂和对侧腿部至最高点，略作停顿，回到起始状态再做另一侧手臂和腿部的抬起，贴于地面的手臂和腿部保持放松（图 6-13）。

训练肌肉：竖脊肌、腹肌、臀肌、斜方肌、背阔肌、大腿肌后群。

动作难度：★★★☆☆

降糖效果：★★★☆☆

训练量：每次 2～3 组，每组 8～12 次。

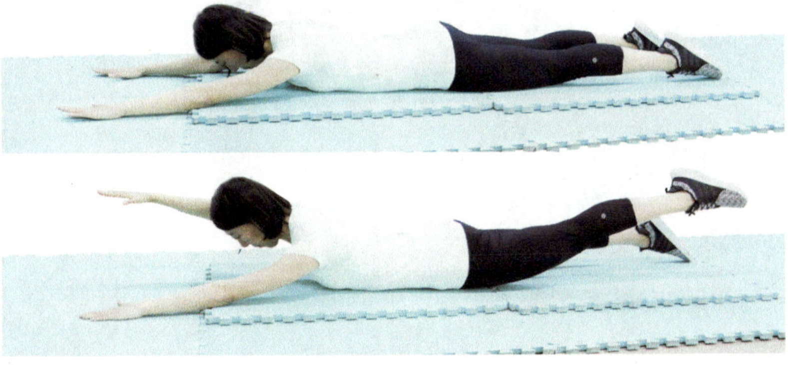

图 6-13

（七）跪姿对侧伸展

动作描述： 跪在瑜伽垫上，抬起一侧手臂和对侧腿部至与地面平行，略作停顿，回到起始状态做另一侧手臂和腿部的抬起，支撑于地面的手臂和腿部保持放松（图 6–14）。

训练肌肉： 竖脊肌、腹肌、臀肌、斜方肌、背阔肌、大腿肌后群。

动作难度： ★★★★☆

降糖效果： ★★★★☆

训练量： 每次 2～3 组，每组 8～15 次。

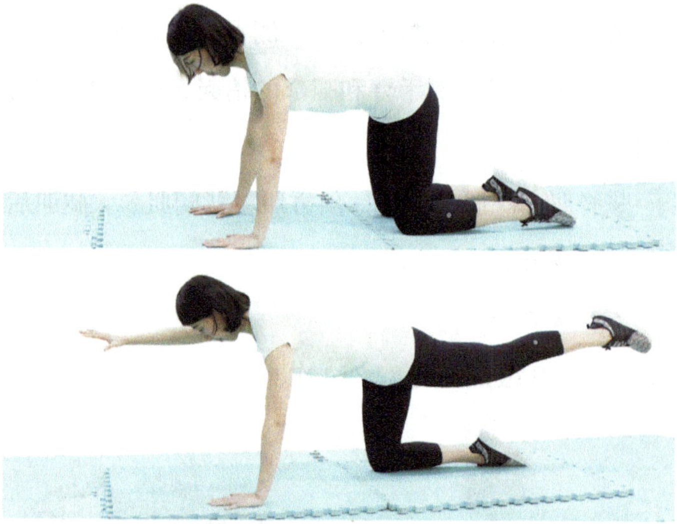

图 6–14

三、下肢

（一）仰卧双侧直抬腿

动作描述： 仰卧在瑜伽垫上，双臂贴紧地面，大腿与身体约成 70°，小腿垂直于地面向上抬至最高点，重心位于中背部。至最高点略作停顿，回到起始位置（图 6–15）。

训练肌肉： 大腿肌前群、腹肌、髂腰肌。

动作难度： ★★★☆☆

降糖效果： ★★☆☆☆

训练量： 每次 2～3 组，每组 8～15 次。

注：不建议髋关节疼痛及腰部不适人群练习。

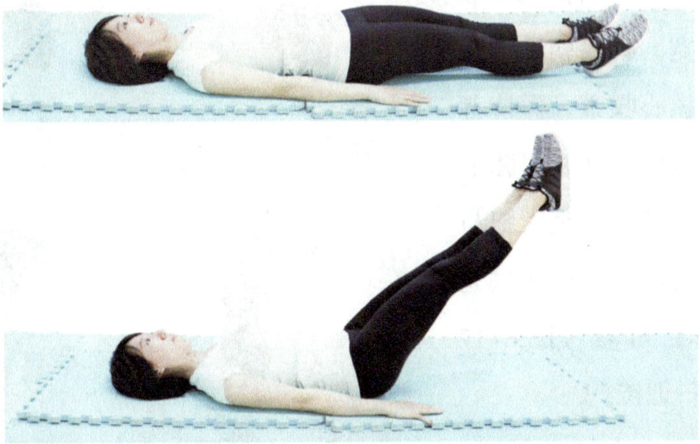

图 6–15

（二）深蹲

动作描述： 双脚分开约与肩同宽，脚尖朝外，腰背部挺直，核心收紧，双臂平举，保持背部挺直，臀部向后坐并屈膝下蹲，其标准动作为下蹲至大腿与地面平行或稍低后起身直立，如无法完成标准动作，可参考图 6–16 所示动作进行训练。整个动作过程中都要保持背部挺直，注意膝盖与脚尖方向一致。

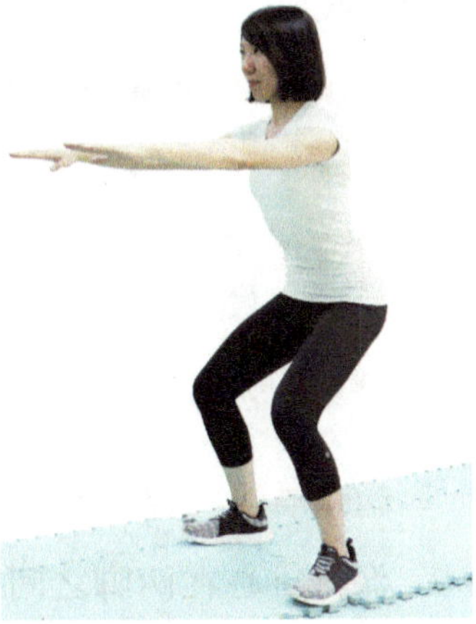

图 6–16

训练肌肉：大腿肌前群、臀肌、腹肌。

动作难度：★★★☆☆

降糖效果：★★★☆☆

训练量：每次2～3组，每组10～15次。

注：不建议膝关节疼痛及腰部不适人群练习。

（三）静蹲

动作描述：靠墙，双脚分开约与肩同宽，脚尖朝外，腰背部挺直，核心收紧，保持背部挺直，臀部向后坐并屈膝下蹲，标准动作是下蹲至大腿与地面平行保持不动，如无法完成标准动作，可参考图6-17所示动作进行训练。

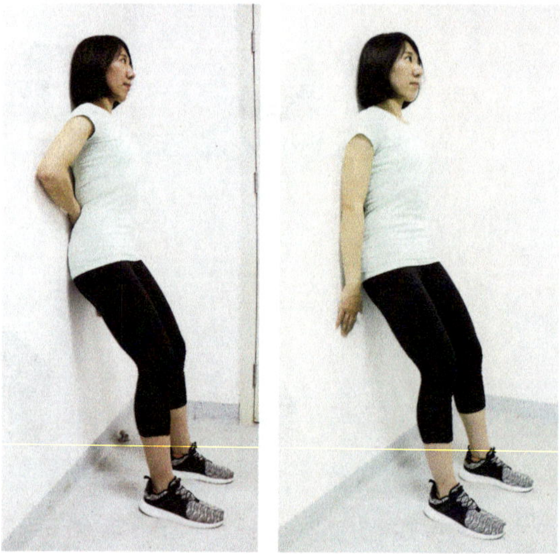

图6-17

训练肌肉：大腿肌前群、臀肌、腹肌。

动作难度：★★☆☆☆

降糖效果：★★☆☆☆

训练量：每次2～3组，每组30～60秒。

（四）弓步蹲

动作描述：保持身体直立，收紧腰腹核心，向前迈一步，然后慢慢下蹲，保持重心在两脚之间。前腿膝盖不要超过脚尖，膝盖跟脚尖方向一致，水平朝外，注意避免膝盖内扣；后腿膝盖不要碰地，当前面的大腿与地面保持水平时，稍微停顿一下，然后恢复原来站姿，再换另一条腿重复这个动作（图 6–18）。

训练肌肉： 大腿肌前群、臀肌、腹肌。

动作难度： ★★★★☆

降糖效果： ★★★★☆

训练量： 每次 2～3 组，每组 8～15 次。

注：不建议膝关节疼痛人群练习。

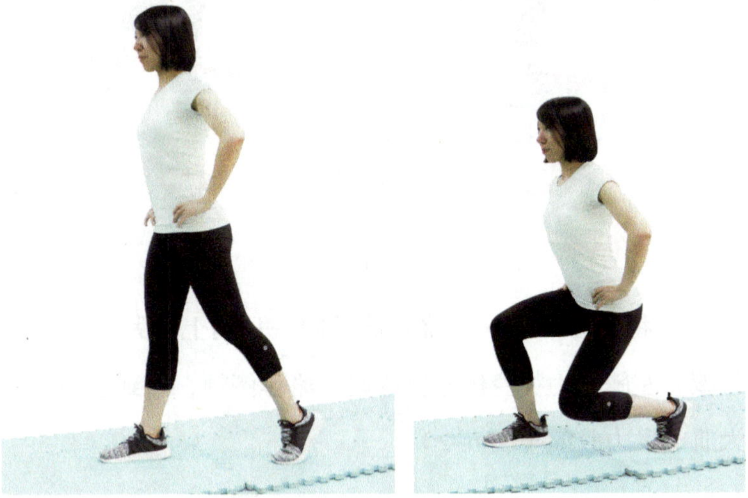

图 6–18

（五）弹力带站姿后抬腿

动作描述： 将弹力带的一端绕在椅子的一只腿上，另一端绕在左脚脚踝上。双手叉腰，左腿用力往身体后侧抬起。略作停顿，回到起始位置。在最高点感受臀大肌的发力收缩（图 6–19）。

训练肌肉： 大腿肌后群、臀肌、腹肌。

动作难度： ★★☆☆☆

降糖效果： ★★★☆☆

训练量： 每次 2～3 组，每组 10～15 次。

注：不建议髋关节疼痛及腰部不适人群练习。

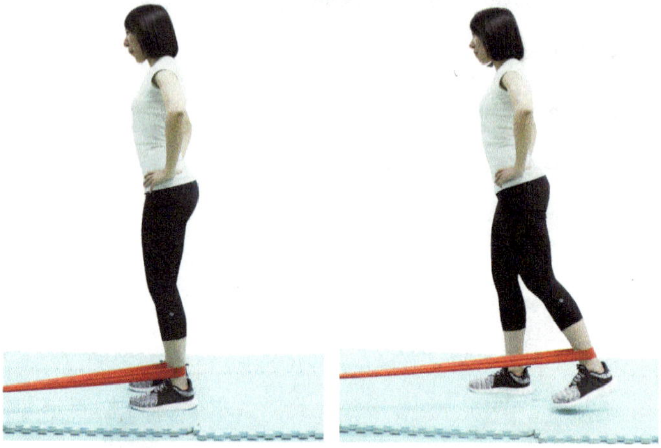

图 6–19

（六）弹力带站姿外侧抬腿

动作描述： 将弹力带的一端绕在椅子的一只腿上，另一端绕在左脚脚踝上。双手叉腰，左腿用力往身体左侧抬起。略作停顿，回到起始位置。在最高点感受臀大肌的发力收缩（图 6–20）。

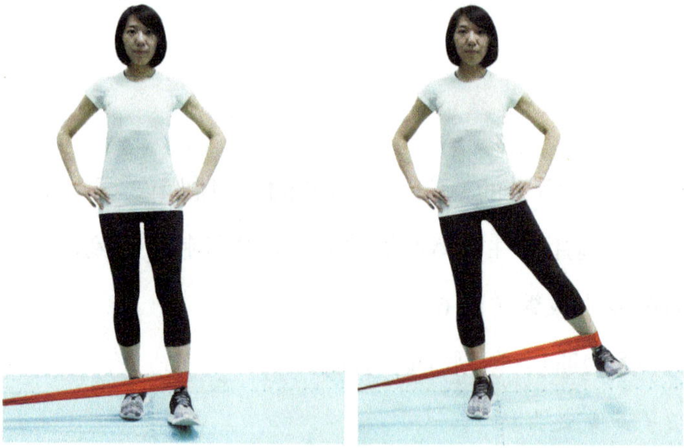

图 6–20

训练肌肉：大腿肌后群、臀肌、腹肌。

动作难度：★★☆☆☆

降糖效果：★★★☆☆

训练量：每次 2～3 组，每组 10～15 次。

注：不建议髋关节疼痛及腰部不适人群练习。

（七）弹力带站姿内侧抬腿

动作描述：将弹力带的一端绕在椅子的一只腿上，另一端绕在左脚脚踝上。双手叉腰，左腿用力往身体右侧抬起。略作停顿，回到起始位置。在最高点感受臀大肌的发力收缩（图 6–21）。

训练肌肉：大腿肌后群、臀肌、腹肌。

动作难度：★★☆☆☆

降糖效果：★★★☆☆

训练量：每次 2～3 组，每组 10～15 次。

注：不建议髋关节疼痛及腰部不适人群练习。

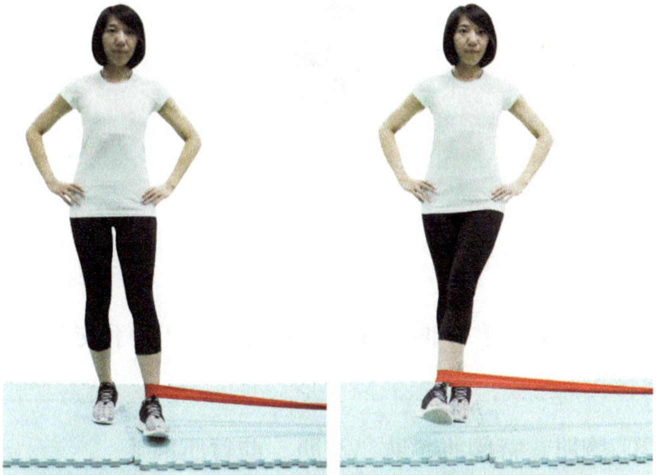

图 6–21

四、静态伸展运动

（一）双手背后伸展

动作描述： 直立，双手在背后交叉，双臂向下拉伸，感受胸部、肩部和上背部的拉伸感（图 6–22）。

训练肌肉： 胸肌、肱二头肌、前臂肌肉。

训练量： 每次拉伸肌肉产生轻微拉伸感并维持 20 秒为佳，重复 2～4 次。

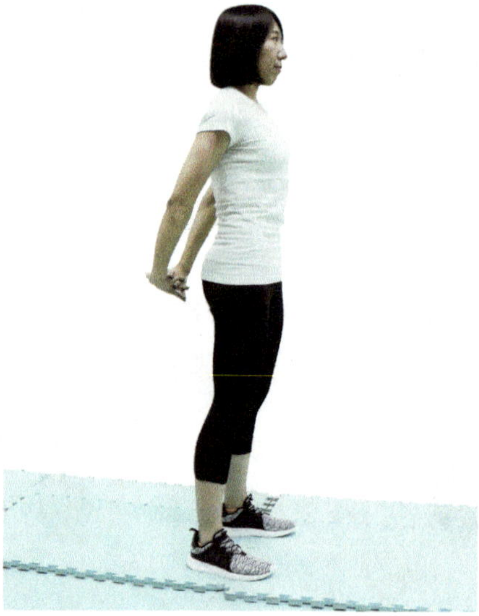

图 6–22

（二）双手上举伸展

动作描述： 直立，手臂伸直举过头顶，十指反手交叉，尽量向上伸展（图 6–23）。

训练肌肉： 胸肌、背阔肌、肱二头肌、前臂肌肉。

训练量： 每次拉伸肌肉产生轻微拉伸感并维持 20 秒为佳，重复 2～4 次。

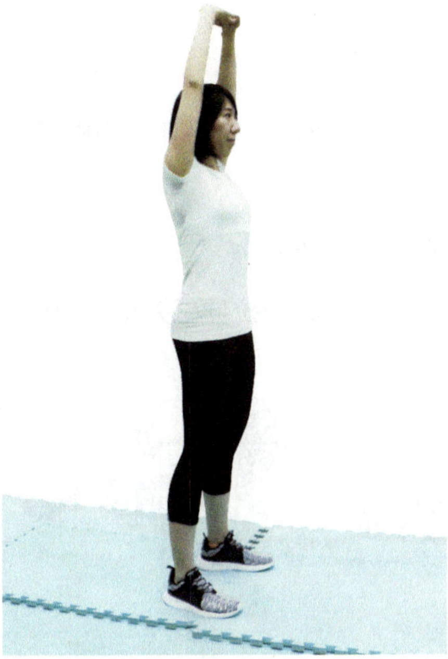

图 6-23

（三）盘腿俯身伸展

动作描述： 坐姿，屈膝将两脚掌相对并靠近身体，双手握紧脚掌确保其紧紧相对。双膝缓慢地向地板靠近，当到达极限时，维持姿势3～5秒，然后恢复至起始位置（图6-24）。

训练肌肉： 大腿内侧和前侧肌肉。

训练量： 每次拉伸肌肉产生轻微拉伸感并维持20秒为佳，重复2～4次。

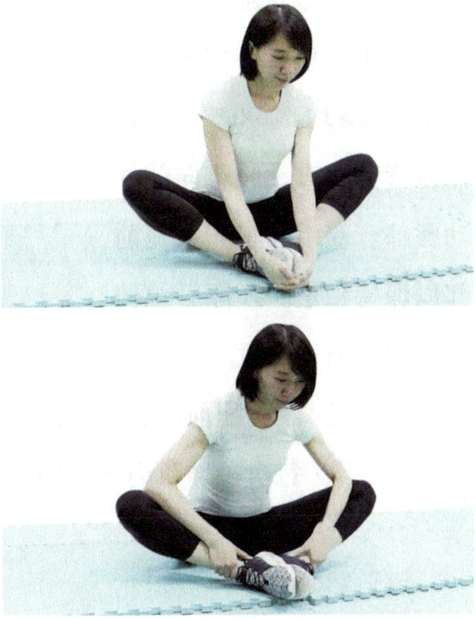

图 6-24

（四）仰卧靠胸屈膝伸展

动作描述： 仰卧位，挺直背部，双手环抱小腿慢慢拉至胸前，略作停顿，再重复拉伸另一条腿（图 6–25）。

训练肌肉： 大腿后侧肌肉、臀肌。

训练量： 每次拉伸肌肉产生轻微拉伸感并维持 20 秒为佳，重复 2～4 次。

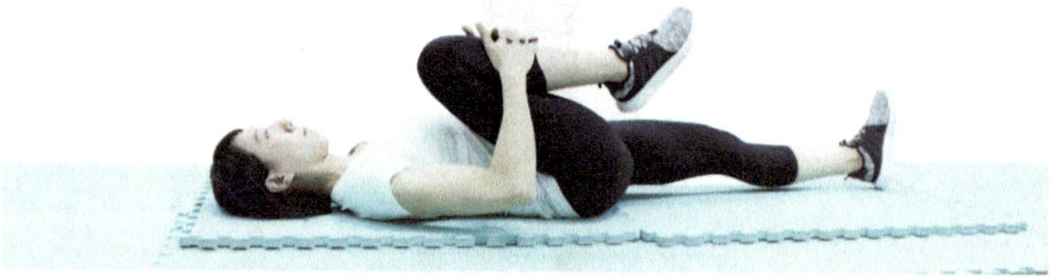

图 6–25

（五）前弓步

动作描述： 跪姿，一只脚向前迈出呈弓步姿势，前膝和后膝均成 90° 左右。保持背部挺直，轻轻向前推动臀部。双手放置于大腿前部以保持稳定。还原后拉伸另一侧（图 6–26）。

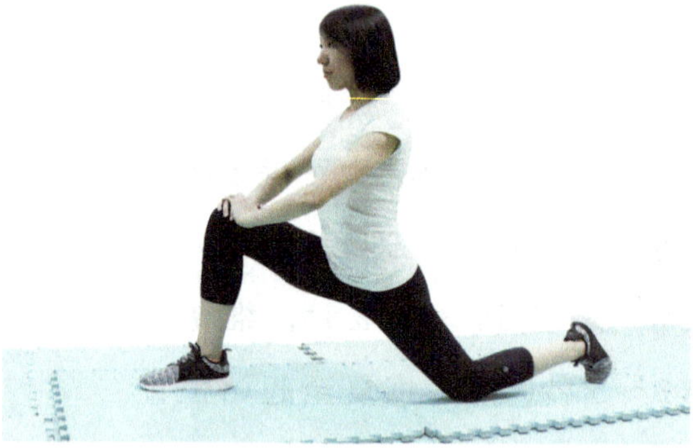

图 6–26

训练肌肉： 大腿前侧肌肉、髂腰肌。

训练量： 每次拉伸肌肉产生轻微拉伸感并维持 20 秒为佳，重复 2～4 次。

（六）双手前推伸展

动作描述： 直立，手臂平举于躯干前侧，十指反手交叉，尽量向前伸展

（图 6–27）。

训练肌肉：斜方肌、背阔肌。

训练量：每次拉伸肌肉产生轻微拉伸感并维持 20 秒为佳，重复 2～4 次。

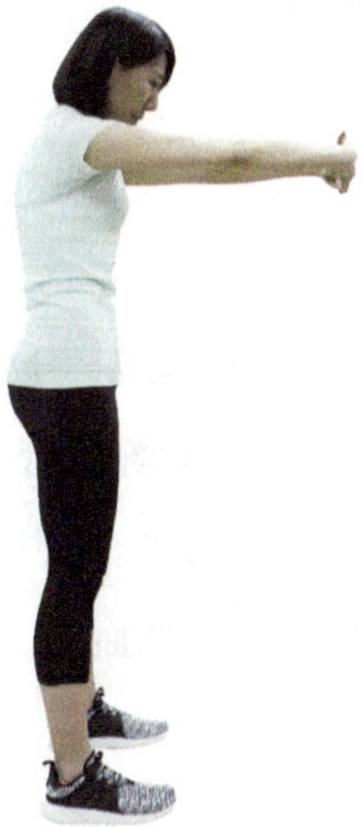

图 6–27

第二节　其他推荐的运动方式

一、游泳

（一）游泳的基本特点

游泳是一项非常有益，具有较强的健身性、健美性和社交性的运动，老少皆宜，深受大众喜爱。

（二）游泳的作用

（1）改善心血管机能。

（2）增强呼吸系统功能。

（3）提高耐寒能力。

（4）增强力量和柔韧性。

（5）对慢性病有积极康复作用。

（6）美容及延缓衰老。

（三）游泳的降糖作用

（1）糖尿病人群通过游泳可以消耗热量，减轻体重，改善胰岛素抵抗。

（2）对于糖友来说，游泳是一种锻炼血管的“体操”，可增强心肺功能，改善胰岛素抵抗，提高胰岛素的作用效果。

（3）游泳能加快人体新陈代谢，降低血糖。

（四）游泳的动作要领

初学者可从蛙泳学起，蛙泳技术动作可分解为以下三部分。

（1）身体姿势。蛙泳时腰部的姿势不是固定不变的，而是随着手、腿的动作在不断变化。

（2）腿部技术。它的主要动作环节可分为收腿、蹬水和滑行三个阶段。

（3）手臂技术。蛙泳臂划水是一个完整的动作，划水轨迹是向“侧—下—后—内—前”方向移动。

（五）禁忌证

（1）忌剧烈运动后游泳。剧烈运动后马上游泳，会使心脏负担加重；体温的急剧下降会使抵抗力减弱，导致感冒、咽喉炎等疾病。

（2）忌不做准备活动即游泳。水温通常比体温低，因此，下水前必须做准备活动，否则易导致身体不适。

（3）忌游泳后马上进食。游泳后宜休息片刻再进食，否则会突然增加胃肠的负担，久之容易引起胃肠道疾病。

二、慢跑

（一）慢跑的基本特点

慢跑属于中等强度的运动，适合较年轻、身体条件较好、有一定锻炼基础的人群，不受时间、地点和器械的限制，运动效果明显，运动量容易控制。慢跑时下肢关节受力较大，易引起膝关节疼痛，糖尿病人群需结合自己的具体情况，在开始慢跑前采取慢跑与步行交替进行的间歇跑来过渡。

（二）慢跑的作用

（1）加强心血管系统的功能。

（2）改善肺脏功能。

（3）有效控制体脂。

（4）改善心理状态。

（三）慢跑的降糖作用

慢跑可以帮助糖尿病患者控制体重，促进新陈代谢，消耗大量血糖；慢跑能够增加患者的摄氧量，增强其心肌收缩力，防止并发症发生；慢跑还可以改善患者情绪，提高糖尿病患者的生活质量。

（四）慢跑的动作要领

（1）全身肌肉要放松，呼吸要深长，缓慢而有节奏，宜用腹部深呼吸，吸气时鼓腹，呼气时收腹。

（2）步伐要轻快，双臂自然摆动。

（五）禁忌证

忌空腹后长跑。空腹跑步时因为胃里没有食物，能量供应不足，使胃液分泌旺盛，容易引起胃痛和十二指肠溃疡。

三、快走

（一）快走的基本特点

快走运动简便易行、有效，不受时间、场地限制，运动强度较小，安全性高，特别适合年龄较大、身体较弱的人群。

（二）快走的作用

（1）抵御糖尿病，显著提高胰岛素敏感性。

（2）预防老年痴呆。

（3）节省健身费用。

（4）减少药物服用量。

（5）抵御乳腺癌。

（6）降低中风风险。

（三）快走的降糖作用

快走时可促进腿部、腰腹部等肌肉分解与利用葡萄糖，使血糖降低。快走结束后，肌肉和肝脏还会再次将血液中的葡萄糖转化为糖原进行储存，进一步改善高血糖状态。

（四）快走的动作要领

（1）挺胸抬头，展开双肩，肩与臀保持在与地面垂直的直线上。

（2）自然摆臂，臂不要摆到肩以上的高度。

（3）步伐要大，速度要快；快走时积极调动全身肌肉，有助于缓解腰痛、肩痛，并可改善内脏机能。

（五）禁忌证

忌选择不平的地面。快走的时候要尽量选择平坦的、较柔软的地面；在快走的过程中，注意避免地面不平整而对膝关节造成过大的冲击。

四、太极拳

（一）太极拳的基本特点

太极拳轻松柔和、连贯均匀、圆活自然，对中枢神经系统、呼吸系统、心血管系统、消化系统、骨骼肌肉等都有良好作用。练习太极拳之后，习练者会感到周身经络疏通、血脉通畅、身心舒适，尤其适合糖尿病等慢性病人群练习。

（二）太极拳的作用

（1）太极拳可提高神经系统的兴奋性和脑功能活动调节能力。

（2）太极拳要求的腹式呼吸能促进腹腔器官的血液循环。

（3）太极拳的舒缓运动能明显改善肺通气与换气功能。

（4）太极拳可提高关节灵活性，增强韧带的柔韧性，延缓骨的退行性改变。

（三）太极拳的降糖作用

太极拳运动强度适中，刚柔相济，通过有规律地肌肉舒张收缩可加速完成葡萄糖的吸收转运。同时，太极拳运动降糖的功效在一定程度上增强了胰岛素的敏感性。

（四）太极拳的动作要领

初学者可从练习“简化 24 式太极拳”开始，容易掌握，易有效果。其要领可归纳为以下七点。

（1）静——心无杂念，静若止水。

（2）松——思想精神与全身肌肉要放松。

（3）柔——动作不能僵硬，要做到轻盈、柔缓。

（4）正——躯干要正而不曲，保持形体的中正。

（5）连——动作要连绵不断，像流水一样。

（6）圆——每个动势要有一定的弧度，空灵圆转。

（7）平——起势的拳架高低决定了整套拳的拳架高低。

（五）禁忌证

（1）忌雾霾天气在户外练拳。雾毒浊气，对人体有害，如果强行练习太极拳，反而不利于身体健康。如果遇上雾霾天气，建议大家直接在家里锻炼。

（2）忌顶风练拳。在练功时要避开风的直吹，尤其是冷风、寒风，要像躲避射来的箭一样躲避寒风。顶着寒风练功，体温很难上升，受冷时精神不易集中，练出的身体热量也会很快在寒风中消散；即使身体有了热量，身体皮肤毛孔打开时受寒风一吹，人极易感冒。

五、羽毛球

（一）羽毛球的基本特点

羽毛球是一项在室内外均可进行的小型球类运动项目。其场地适中、器材简便，是一项既充满乐趣又能强身健体的大众化的体育活动，也是竞技性较强的比赛项目，有着良好的群众基础，老少皆宜，全身锻炼效果好。

（二）羽毛球的作用

（1）提高神经系统的灵敏性和协调性。

（2）对人体全身的锻炼效果好。

（3）放松颈椎，预防颈椎病。

（4）提高视觉灵敏度和眼睛的反应能力。

（三）羽毛球的降糖作用

羽毛球运动不仅能够促进人体对葡萄糖的利用，增强胰岛素的敏感性，还能减少脂肪、减轻体重，对控制血糖、减少糖尿病并发症有很好的作用。

（四）羽毛球的动作要领

（1）掌握正确的握拍方法。基本的握拍方法有两种，即正手握拍和反手握拍。

（2）接发球时应该采取两脚前后站的方法，即左脚在前，右脚在后。两脚距离稍比肩宽，脚跟提起。接发球后的准备动作应该采取双脚平行站法，两脚的距离与肩同宽，右脚稍前，两脚跟微提起，随时起动。

（五）禁忌证

（1）如果感觉局部肘关节酸痛，应该停下来做一下牵拉动作。

（2）打球时最好佩戴护肘，还要注意动作标准，以免发生运动损伤。

（3）在高强度的运动之后，不要立即停止运动，应该进行静态拉伸，让肌肉逐渐地恢复，避免急速停止引发运动损伤。

六、乒乓球

（一）乒乓球的基本特点

乒乓球的运动量可自行控制，几乎所有人都能参与和接受；趣味性强，并且带有娱乐性，打球者极少有身体接触，受伤的概率小。

（二）乒乓球的作用

（1）可以提高肌肉力量、速度、灵敏性和协调性。

（2）可以调节、改善神经系统的灵活性，提高反应速度，延缓大脑衰退。

（3）可以改善心血管和呼吸系统的功能，有利于眼睛的休息，可促进消化，避免积食和便秘等常见消化系统问题。

（4）提高心理素质，使人精神愉悦。

（三）乒乓球的降糖作用

坚持乒乓球运动，可以降低血糖、胆固醇、低密度脂蛋白、胆固醇与糖化血红蛋白，同时改善糖尿病人群的焦虑、抑郁情绪和人际关系敏感等情况，还能对内分泌系统起到调节作用。

（四）乒乓球的动作要领

乒乓球的主要运动技术包括正手攻球、反手攻球、推挡球、搓球。

左脚稍前，身体与乒乓球台相隔约 40 厘米，球拍握于打球者右手，右肩稍沉，重心转移至右脚，球拍稍前倾呈半横状，拇指用力，食指放松。

（五）禁忌证

忌没有热身意识。热身除了可以激活我们的肌肉，还可以消除各器官的惰性，预防损伤的发生。

七、有氧操

（一）有氧操的基本特点

有氧操是具有有氧运动特点的健身操，动作简单易学，运动时间要在 12 分钟以上。人们在进行有氧操运动时，心率为（220−年龄）×（65%～80%），运动者可以根据自己的需要来调节运动量，同时有氧操比其他运动更具趣味性，可以有效调动运动者的积极性。

（二）有氧操的作用

（1）提高心血管系统的机能，有效地刺激肠胃蠕动。

（2）增强肌肉的力量，以及身体的柔韧性和协调性，加强人的记忆力和再现力，提高神经系统的灵活性和均衡性。

（3）提高心理素质，缓解焦虑、抑郁情绪，增进友谊，加强群体意识。

（三）有氧操的降糖作用

有氧操是有氧运动中的一种，可以调节我们体内的糖代谢（如促进肌肉和其他组织对糖的利用，增加糖原的合成和储存），降低血糖，提高靶细胞对胰岛素的敏感性，有效地预防与治疗 2 型糖尿病，延缓并发症的发生、发展，并且能够降低血脂的浓度。

（四）有氧操的动作要领

开始时采取步伐走动的方式，给身体和下腹适应时间。做有氧操时，保持头部自然向前，肩部放松，胸部挺立，手臂自然摆动，腰部挺直，腹部收紧，腿部微屈；做有氧操时保持稳定的步伐节奏，避免忽快忽慢；专注于自己的呼吸、步伐和姿势，避免分心。运动结束后进行适当的拉伸，帮助肌肉放松。

（五）禁忌证

（1）开始时不要做太长时间，以 10 分钟为宜，应采取步伐走动的方式，给身体和下肢充分的适应时间。在步伐走动之前，先做热身和适当的伸展运动，下肢的适度伸展非常重要。

（2）健身操运动后，要及时更换汗湿的衣服，避免着凉，尤其是在空调房内。运动后应做些伸展运动再行淋浴。

（3）选择适当的服装。做健身操时，应穿合身透汗的衣服，要赤脚穿普通皮鞋。健身操应有较厚的护垫，以减缓足部与地面撞击造成的震荡。鞋身不宜太软，可穿半高筒式，以稳固脚踝。

八、八段锦

（一）八段锦的基本特点

八段锦有坐式和站式两类，动作的编排次序符合运动学和生理学规律，动作简单易学，运动时间不长，针对性强、适用面广、场地易寻，运动强度可以自我控制，运动见效快，容易产生兴趣，坚持时间长。八段锦通过精神的修养和形体的锻炼，促进真气在体内运行，从而达到强身健体的功效。

（二）八段锦的作用

（1）干预和治疗骨骼肌肉类的疾病，有利于腰椎间盘突出症患者的康复，以及改善强直性脊柱炎的病情。

（2）有效降低血压，改善血液循环，提高血管弹性，防止动脉硬化。

（3）增强力量素质和下肢平衡能力。

（4）改善胃肠道功能，改善内分泌系统和睡眠质量。

（三）八段锦的降糖作用

八段锦有助于促进消化以及营养的吸收，能够促进糖和脂类物质的代谢和吸收利用。

（四）八段锦的动作要领

练习时要保持呼吸自然、平稳，通常采用腹式呼吸。动作要柔和缓慢，用力轻缓，避免使用僵力。在练习时要保持精神和形体的放松，解除紧张状态，保持自然心静，排除杂念。

（五）禁忌证

（1）忌不明病因的急性脊柱损伤者。在八段锦的练习过程中，需要脊柱进行弯、伸、屈还有旋转的动作，所以只能让脊柱正常的人练习，不明病因的急性脊柱损伤者是禁止练习八段锦的，比如腰椎间盘突出，或者腰部出现不明原因的疼痛等症状，八段锦任何一个扭动、弯腰的动作都可能加重脊柱损伤。

（2）忌出现脊髓病相关症状者。患有脊髓病——脊髓压迫症、脊髓损伤的人，也是不能练习八段锦的，因为这类人本身就伴有腰、背、颈、臀、髋等部位的疼痛，此时需要及时就医进行治疗，康复也需要在医生的指导下进行，如果后续仍想练习八段锦，可以咨询医生后进行判断，切忌盲目练习。

（3）忌体质过于虚弱者。体质过于虚弱的人可能平时稍微运动一下就会出现体力不支、头昏眼花的症状，而这样的人群需要先进行体质调理，如食用一些补益类的食物、保证生活作息规律和睡眠充足等。而八段锦属于气功，过于体虚、气力不足的人并不适合练习。

九、瑜伽

（一）瑜伽的基本特点

瑜伽节奏比较缓慢，强调追求内心的宁和，帮助人类充分发挥潜能；适合大部分人，只需要瑜伽垫，运动强度和时间可以自我调节。

（二）瑜伽的作用

（1）加强大脑控制力、调节身体各个器官的功能，平衡内分泌系统，降低血压。

（2）增强肌力，尤其是胸腹及背部肌肉力量，能够改变不良姿势和改善关节柔韧度。

（3）采用腹式呼吸可使横膈肌得到锻炼，提高肺活量。

（4）产生愉悦感和满足感，减少焦虑和抑郁情绪。

（三）瑜伽的降糖作用

对于 2 型糖尿病人群来说，瑜伽可减少胰岛素抵抗，改善向心性肥胖，改善机体糖代谢和血脂的异常，减缓动脉粥样硬化的发生。

（四）瑜伽的动作要领

练习瑜伽时要求内心平静，身体放松，情绪稳定；瑜伽的一些扭转和弯曲的动作可以加强腺体的功能；一定要保持腹式呼吸，保持平和与松弛。

（五）禁忌证

（1）忌暴力牵拉。瑜伽运动中有很多拉伸动作，应注意避免暴力牵拉，并需要循序渐进，否则容易引起肌肉、韧带等软组织损伤，从而诱发疼痛，甚至会引发运动功能障碍等症状。

（2）忌空腹、饭后练习瑜伽。瑜伽练习需要消耗身体的热量，如果处于空腹状态，很容易诱发低血糖，练习瑜伽之前应注意适当进食以补充能量。此外，饭后由于胃内食物需要消化，此时也不建议进行瑜伽锻炼，以防影响胃的消化功能，若饮食过饱时进行运动还容易造成胃下垂，建议在饭后 1 小时左右再进行瑜伽锻炼。

（3）忌患部分疾病的人群练习瑜伽。若锻炼者存在严重的心脏疾病、重度骨质疏松、癫痫等疾病，也不建议进行瑜伽锻炼，以防加重心脏负担、增加骨折的风险，以及诱发癫痫发作等，从而加重病情。

十、登山

（一）登山的基本特点

登山可自我调控运动时间和运动强度，具有较强的娱乐性和休闲性，能够让人始终保持精神愉悦，释放压力；还有助于改掉抽烟等坏习惯，适合的人群较广；也能增强人们的环保意识，提高身体和心理素质。

（二）登山的作用

（1）增强心肺耐力，提升身体的协调性、平衡性、灵敏性及柔韧性，有效减肥，延缓衰老。

（2）增加腓肽的分泌，保持愉快，缓解压力。

（3）提高机体的免疫力。

（4）改善血液循环，降低血压，改善呼吸功能，促进钙吸收，防止骨质疏松。

（三）登山的降糖作用

对于2型糖尿病人群来说，登山可以有效降低空腹血糖、餐后血糖、胆固醇和低密度脂蛋白水平，改善糖和血脂的代谢，减少体内脂肪的含量，降低血压，减少血栓的形成。

（四）登山的动作要领

上山时，两条腿可以自然弯曲，身体放松并前倾，用整个脚或脚掌的外侧触地，两条腿加大后蹬的力，同时两手臂配合摆动。

下山时，两条腿稍微屈曲，脚跟先触地，身体站直或者稍微后仰，两手臂摆动幅度可以减小一点。

（五）禁忌证

（1）有些慢性疾病患者不宜登山。除了患有心脏病及高血压的慢性病患者不宜登山外，还有一些如关节痛、慢性肾炎、肾病、血液病、慢性气管炎、肺心病、糖尿病伴有合并症、痛风、红斑狼疮、皮肌炎等慢性病患者，风湿性疾病、肝硬化等患者也不宜登山。慢性病患者即使登山也要慢爬，不要强求登到山顶。

（2）不常锻炼的中年人不宜突然登山。中年人担负着工作和家庭两副重担，他们在事业生活上忙碌，平时很少锻炼，体质和耐受力都不强，忽然去登山，活动量激增，体力负荷忽然加大，易诱发心肺疾病。

（3）体质衰弱的老年人及心脑血管疾病患者不宜登山。老年人体内各个器官功能均在衰退，登山是一项耗氧量很大的运动，体力消耗较大，老年人登山会加重心脏负荷、诱发疾病。此外，慢性冠状动脉供血不足的人尤其不适合登山。

（4）关节疾病患者不宜登山。如腰椎管狭窄症患者，下山时由于身体重心后移，腰椎管比平时更狭窄，导致腰腿痛症状加重；患有骨质疏松症的人，由于缺钙，神经、肌肉、韧带、关节的协调能力下降，下山时易扭伤脚踝或抽筋；关节不好的老年人在登山时，膝关节额外的负荷更易引起软骨磨损，甚至损伤骨质，造成关节肿胀、疼痛等不适症状。

CHAPTER 07 第七章

运动损伤的预防和处理

第一节　软组织挫伤

运动中互相冲撞或身体碰撞在器械上，都会发生局部或深层软组织挫伤，包括皮下脂肪、肌肉、关节囊和韧带挫伤。常见于大腿与小腿前部。

运动中禁止粗野动作，提高自我保护的能力，使用必要的保护器具。

伤后立即制动，局部冷敷（如没有冷敷常备药，也可用自来水或冰水冲敷）、加压包扎、抬高伤肢。1～2天后可进行按摩、热敷和理疗。

第二节　肌肉拉伤

肌肉主动的猛烈收缩或被动的过度牵伸，超过肌肉本身所能承担的限度时，会引起肌肉拉伤。常见于大腿后侧、内侧肌肉，腰背肌，小腿后侧肌肉。

运动前，做好充分的准备活动，特别是在低温环境中一定要充分热身；加强肌肉力量和柔韧性练习；运动中注意肌肉反应，若肌肉僵硬或疲劳，可进行按摩并减小运动强度。

肌肉拉伤后立即冷敷、加压包扎、固定休息，1～2天后可进行按摩、理疗等。怀疑有肌纤维大部分撕裂或肌肉完全断裂时，进行简单处理后，迅速送至医院以及早进行手术缝合。

第三节　关节韧带损伤

常见关节韧带损伤如踝关节外侧韧带、指间关节韧带损伤等。运动过度可能是关节和韧带损伤的原因之一，长时间或高强度的运动会给关节和韧带带来较大的压力，容易导致损伤。姿势不正确也是关节和韧带损伤的一个常见原因，错误的姿势会增加关节和韧带的负担，使其容易受伤。外力撞击是导致关节和韧带损伤的另一个原因，如跌倒、碰撞或扭伤等外力作用可能会造成关节和韧带的拉伤或撕裂。

运动前做好充分的准备活动。

韧带扭伤后要立即局部冷敷，加压包扎，抬高肢体。1～2天后可拆除包扎，进行局部按摩、理疗。韧带完全断裂者应去医院缝合治疗。

第四节　骨折

骨折发生通常有下列两种情况。一种发生在暴力直接作用的部位，如跌倒时膝盖直接撞击地面引起髌骨骨折；另一种发生在暴力作用点外，如跌倒时手掌撑地，地面反作用力沿上肢传导引起骨折。

骨折后应就地实施固定，避免断端移动而加重损伤。未经固定不可随意移动伤员，尤其是大腿、小腿和脊柱的骨折。

儿童：儿童的骨折往往是在玩耍过程中不慎摔伤或跌落导致的，预防措施主要是避免儿童接触危险的游戏，尤其是滑梯、滑板等。

中青年：避免剧烈对抗性活动，在运动前做好热身，在登高时一定要做好防护，避免跌落、摔伤导致骨折。

老年人：对于老年人，主要预防骨质疏松性骨折，平时多进食含钙丰富的食物，同时多晒太阳，有利于维生素 D 的补充。生活中可以穿防滑的鞋，对于行动不便的人群，可使用拐杖或轮椅加以保护。雨雪天气尽量避免外出，以免滑倒导致骨折。晚上去卫生间时需开灯，保持室内光线明亮，避免绊倒摔伤。室内地面保持清洁干燥，避免潮湿造成滑倒而摔伤。

REFERENCES 参考文献

[1]美国运动医学学会. ACSM 运动测试与运动处方指南[M]. 王正珍，等译.10 版. 北京：北京体育大学出版社，2019.

[2]国家老年医学中心，中华医学会糖尿病学分会，中国体育科学学会. 中国 2 型糖尿病运动治疗指南（2024 版）[J]. 中国全科医学，2024，27（30）：3709–3738.

[3]国家老年医学中心，中华医学会老年医学分会，中国老年保健协会糖尿病专业委员会. 中国老年糖尿病诊疗指南（2024 版）[J]. 协和医学杂志，2024，15（4）：771–800.

[4]中国医疗保健国际交流促进会营养与代谢管理分会，中国营养学会临床营养分会，中华医学会糖尿病学分会，等. 中国糖尿病医学营养治疗指南（2022 版）[J]. 中华糖尿病杂志，2022，14（9）：881–933.

[5]American Diabetes Association.Management of Diabetes in Pregnancy: Standards of Care in Diabetes—2024[J]. Diabetes Care，2024，47（1）：S282–S294.

[6]中国医师协会内分泌代谢科医师分会，国家代谢性疾病临床医学研究中心. 糖尿病分型诊断中国专家共识[J]. 中华糖尿病杂志，2022，14（2）：120–139.